高山忠利

JN275625

肝臓病の「常識」を疑え!

世界的権威が説く肝臓メンテナンス法

講談社+α《プラスアルファ》新書

はじめに

２００７年、「薬害Ｃ型肝炎」問題で大きな動きがありました。汚染された血液製剤「フィブリノゲン」を投与されてＣ型肝炎ウイルスに感染した疑いの高い患者リストが５年前から放置され、４１８人にその事実が告知されていなかったのです。そのうち死亡が確認されたのは、11月末で47人と発表されています。

慢性肝炎の中で、もっとも多いＣ型肝炎ウイルスのキャリアは、およそ２００万人といわれます。肝がん患者の８割は、このＣ型肝炎が原因であるのが日本の現状です。

肝臓外科医である私のもとには、こうした肝がんの患者さんが毎日のようにやってこられます。これまで、国立がんセンター中央病院、東京大学医学部附属病院、日本大学医学部附属板橋病院において、３０００人以上の肝がん患者を診《み》てきました。現在は年間１５０例の肝がん手術を中心に、肝臓・胆道・膵臓《すいぞう》の外科治療に従事し、生体肝移植の手術も行っています。かつては難治といわれた肝臓病が、今は飛躍的に治療が進歩しているのです。

しかし、どんなにいい治療法が開発されても、薬害肝炎問題のように患者さん自身が感染を知らないまま放置されてしまったら、われわれは手の施しようがないのです。

この本を手にされたあなたは、大のお酒好きで日頃から「肝臓をいたわるように」とご家族や主治医からいわれていたり、検診で「脂肪肝」と診断されて初めて肝臓に目を向けるようになったり、何年も肝機能の数値が高めで常に頭の片隅で気にしていたりと、何かしら肝臓に対して意識をお持ちの方ではないでしょうか。あるいは、B型・C型肝炎ウイルスのキャリアの方や、すでに肝がんの治療経験のある方もおられるかもしれません。

もしみなさんが次のような肝臓病の「常識」を持っていたら、せっかく手にしてくださったご縁です、最後まで目を通して、さまざまな誤解を解いていただきたいと思います。

肝がんになったら、あきらめるしかない。お酒の飲み過ぎで、肝炎→肝硬変→肝がんになる。シジミや緑黄色野菜をたくさんとったほうがいい。痩《や》せれば肝機能は改善する……。

これらのことは、現代の医学ではすべて間違いで、「昔の常識=今の非常識」になっているのです。ところが、現実には信じたまま疑わずにいる人があまりにも多くみられます。

ぜひ、この機会に肝臓病の「常識」を疑い、本書から肝臓に関する「正しい知識」を吸収していただきたいのです。

ここで少し私のいる肝臓外科のお話をさせてください。何の世界でもそうかもしれませんが、外科医はとくに最初が肝心です。初めの3年ですべてが決まるといっても過言ではありません。この時期を誰に師事するか、それで外科医としての運命が決まります。日本は肝がん治療では世界のトップレベルにありますが、中でも肝臓手術の世界最高峰である東京大学の幕内雅敏《まくうちまさとし》教授に師事したことで、もともとは開業医になろうと思っていた私の医師人生は激変しました。結果的に、30代の10年間を国立がんセンターで過ごすことになりましたが、手術には絶対的な経験量が必要です。もっともフレキシブルに知識や技術を吸収できる若い時期を、最高のスタッフに恵まれ、一般病院の10倍もの豊富な手術経験を持てたことが今の私を作ってくれたと思っています。外科医にとって生まれつきの器用さなどまったく関係ありません。それは努力でカバーできるのです。

私たちが患者さんの命を預かって行っている仕事は、一事が抜けてしまうと、万事につながります。細かいことをきちんとやらないと、必ず大きなところでミスが出る。ですから、私は日頃からあらゆることを慎重に、細心に扱います。安全に手術を行うには、神経質なくらいにこだわるのが、ちょうどいいのではないか。豪快で派手な手術をしているうちは、まだ一人前の外科医ではないというのが私の持論です。

1994年に世界で初めて「尾状葉《びじようよう》」という肝臓の最深部にできた肝がんに対して尾状葉を単独に全切除する「肝臓の高位《こうい》背方《はいほう》切除」の開発に成功し、「高山術式」として知られるようになったのも、すべて日々のこだわりと情熱の積み重ねによるものです。

こうした臨床経験を積む中で、あるひとつのことを患者さんに対して感じるようになりました。「正しい知識を持つことがいかに大切であるか」ということです。肝がんは、発がん原因の9割がわかっているという特殊ながんです。きちんとした知識さえ持っていれば、肝がんが発症することなく済んでしまうことも十二分にあり得るのです。

その際に重要になるのが、患者さんの病気と向き合う姿勢。治療に向かう心構えです。たとえ、がんになっても、くよくよと気持ちまで病んでしまわないこと。これは何人もの患者さんを診てきた中で強く実感していることです。

不思議なことに、がんの怖さなど無視したように、よくしゃべり、よく笑い、時にはわがままなくらいに自己主張の強い患者さんのほうが、明らかに治療の経過がいいという現実があります。その一方で、家族や病院のスタッフ、同室になった他の患者さんに至るまで周囲にことごとく気を遣う、いわゆる〝いい人〟ほど、なぜか早くこの世を去ってしまうという残念な傾向があります。がんと告知されて落ち込まない人などいません。でも、元気を出してください。カラ元気でもいいのです。いまは、治せる時代ですから。

われわれは一所懸命病気と闘う患者さんの気持ちとタッグを組んで、最善の治療をしようと日夜努力しています。そういう中で、まさしく「病は気から」という現実を目の当たりにしてきた20年でもあるのです。

国民病といわれる肝臓病は、やみくもに恐れる必要はありません。生易しい病気ではありませんが、正しい知識を持って立ち向かえば、いまや事前対策を打つことが可能な時代なのです。発がん原因である肝炎ウイルスの感染を予防する方法や、慢性肝炎、肝硬変、肝がん、それぞれの治療法も確立し、大きな効果を挙げてきています。

実際、早期の肝がんであれば、手術後、再発もなく元気にはつらつと暮らしている方がたくさんおられます。私の20年にわたる肝臓外科医としての経験をふまえて、ぜひこうした事実をこの本の中でみなさんにお伝えしたいと思います。

さあ、明るい気分になってください。

きっとどこかのフレーズがあなたの「肝臓メンテナンス」に役立つはずです。そして、ひとつでも肝臓に関する知識が整備（メンテナンス）されることがあったら、ぜひ周りの方々にも教えてあげてください。過去に肝炎ウイルスに感染していながら本人は自覚のないままに暮らしている人や、自分ではよかれと思って体のためにしていることが、ことごとく肝臓をいためつけるようなことばかりという、洒落《しゃれ》にもならないような事態に陥っている人が身近にきっといるはずです。

あなたやあなたの周囲の方々にとって、最善の肝臓メンテナンスが本書によってもたらされることを心から願っています。

２００８年１月

日本大学医学部消化器外科教授　高山忠利《たかやまただとし》

目次◉肝臓病の「常識」を疑え！

第2章　検診で自分の肝臓を知る

第3章　脂肪肝とダイエット

第4章　肝炎の階段モデル

第5章　C型肝炎ウイルスと闘う

第6章　C型肝炎の超最新治療

第7章　肝がんでもあきらめるな！

第1章　肝臓の敵を知る

お酒は肝臓の「大敵」なのか

無事に肝がんの手術が終わって10日も経つと、患者さんが退院の日を迎えます。その時、私は最後の病棟回診でこんな話をします。

「退院おめでとうございます。お宅に帰ったら、早速ビールで乾杯されてはいかがですか」

するというと、患者さんが男性の場合、たいてい奥さんが側にいて、眉毛をピクリとさせながら、こうおっしゃる。

「先生、お酒なんてとんでもありません！　主人にはこれを機会に、きっぱりお酒をやめてもらうつもりだったんですよ。うそでもいいから、お酒はダメだとここではっきり言ってください！」

たいへんな手術を乗り越えて、ようやくわが家へ帰れるというのに、お酒のことでガミガミ言われて小さくなっている患者さんが、何だかかわいそうになってしまいます。けれども、このご夫婦の光景は決して珍しいものではありません。こちらの奥さんと同じように、患者さんやそのご家族の中には、「肝がんになったのは、お酒の飲み過ぎのせい」「アルコールは肝臓の大敵だ」と信じて疑わない方が非常に多くいらっしゃいます。

とくにご家族は、「せっかく命を救ってもらったのだから、お酒はスパッとやめなさい！」と、みなさん口をそろえられます。おそらく、頭の中には、次のような図式があるのでしょう。お酒を大量に飲み続けると肝炎になってしまう↓放置していると、やがては肝硬変に↓それでもお酒をやめられないと、行き着く先は肝がん！

これが世間一般で考えられている肝がんのイメージだとしたら、大きな誤解があります。たしかに、肝臓障害の原因としてアルコールの害が挙げられてきた時代もありました。ですが、これは１９８８年にC型肝炎ウイルスが発見されるまでの「古い常識」。肝臓にとって、本当に警戒すべき大きな敵は、肝炎ウイルスなのです。「ウイルス無しに肝がん無し（No virus, no cancer.）」という言葉もあるぐらいで、日本において、お酒が原因で肝炎や肝がんになるケースは、少数派なのです。私がこれまで診てきた３０００人におよぶ肝がんの患者さんの中で、アルコールが原因でがんになったと思われる方は、せいぜい２％程度です。

たとえば、１００人の肝がんの人がいるとしましょう。そのうち、75人がC型肝炎ウイルスを持った人（キャリア）、15人がB型肝炎ウイルスのキャリアです。残る10人の中に、アルコール多飲が原因の人がいたとしても、せいぜい2人か3人。そんな程度で、お酒だけが原因で肝がんになる可能性は、決して高くありません。むしろ、肝炎ウイルスと肝がんの関係のほうがはるかに密接です。

ですから、ご家族の方には、「お父さんのお酒を責めておられますけど、肝がんになった方は、たいていウイルスをお持ちなんです。アルコールだけが原因ではないんですよ」と、ささやかな弁護をして病室をあとにするのです。

がんになって一番つらいのはご本人です。手術直後にお酒を責められたら立つ瀬がないではないですか。元気で退院できたら、ビールの1杯ぐらいで乾杯したいでしょうし、男性ならその後に付き合いもあるでしょう。たしかに患者さんの中で20〜30%の方は、いわゆる大酒家です。ただ、こういう方もほとんどが肝炎ウイルスを知らずに持っているのです。

日本と欧米諸国の違い

さて、ここで少し視野を広げてみましょう。ここまでお話ししてきたアルコールと肝がんの関係は、日本に限ってのことで世界共通ではありません。諸外国を見ると、ずいぶん事情が違っているようです。

欧米では、肝臓病である人たちの8割はアルコールのとりすぎが原因といわれています。

アルコール消費量

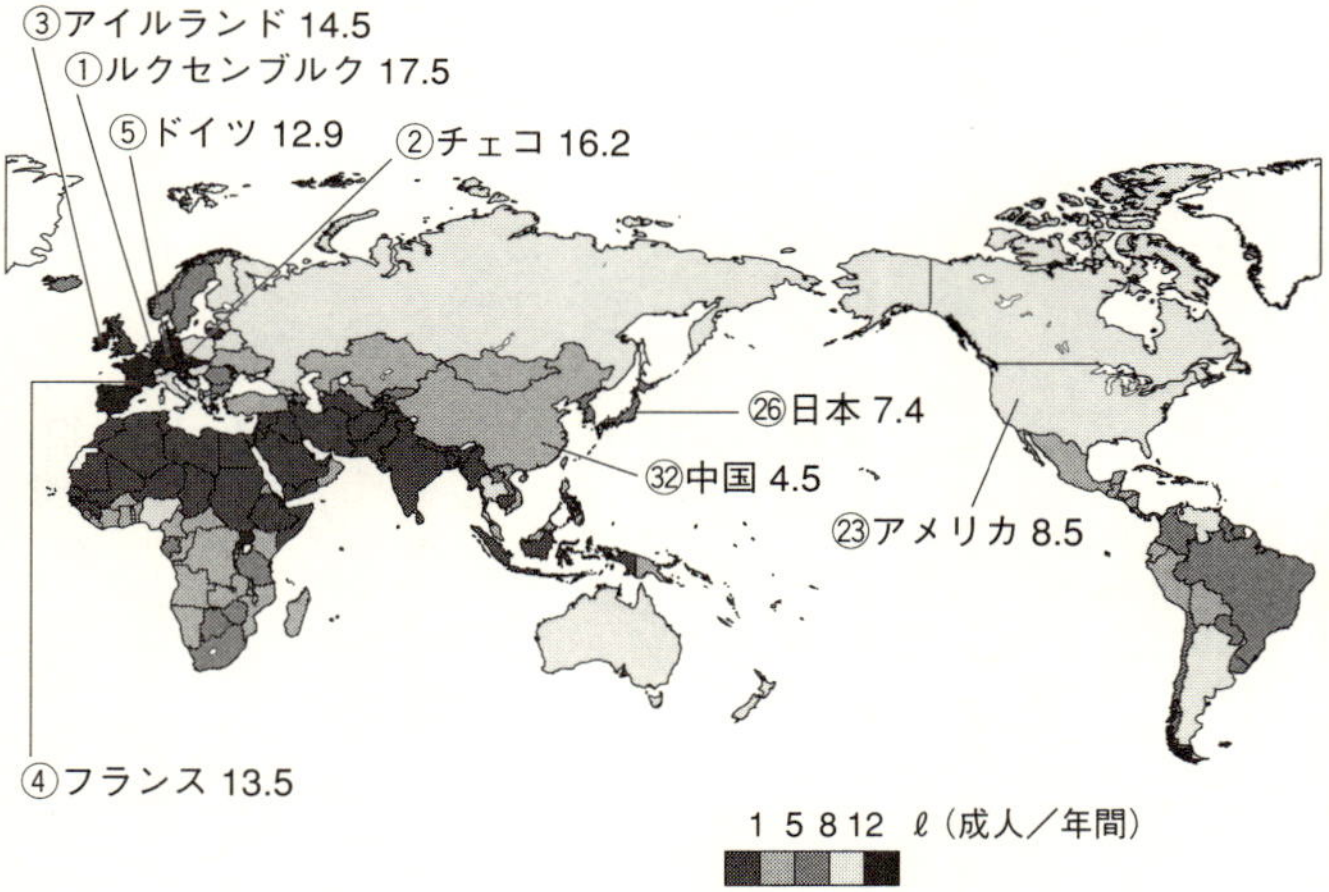

〔世界保健機関（WHO）2002年の資料より抜粋〕

肝がん発生数

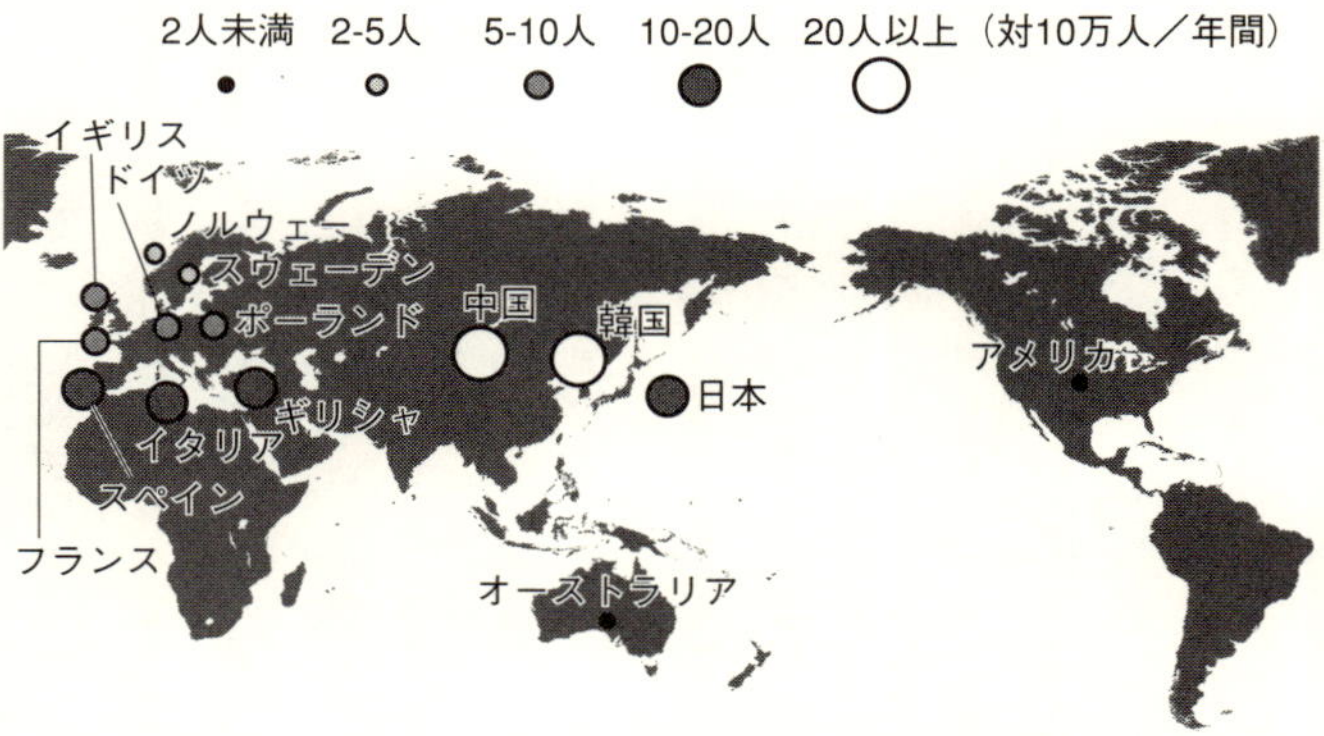

〔Kiyosawa K. Progress in Hepatology 1997年より抜粋〕

しかも、アルコール性肝硬変から肝がんになる人は4割に近いというから驚きです。

こうした傾向からか、ヨーロッパ諸国では、年間アルコール消費量が以前に比べてかなり減少しています。前ページの上の図は、世界各国の成人1人当たりの年間アルコール消費量を比較したものです。唯一消費量が増えているのが日本で、7・4ℓ（26位）。空前のワインブームに乗って増えたといっても、上位3ヵ国のルクセンブルク17・5ℓ、チェコ16・2ℓ、アイルランド14・5ℓに比べれば、半分にも及ばず、まだまだかわいいものです。

次に、肝がんの発生数（前ページ下図）を世界的に見てみると、アルコール消費量とは一致しないのです。肝がんは別名「アジアがん」といわれるように、実はアジアが好発地帯なのです。中国や韓国にもっとも多く、次に多いのが日本です。日本と同じような状況は地中海沿岸のスペイン、イタリア、ギリシャです。ヨーロッパではより北にある国ほど少なくなります。新大陸であるアメリカやオーストラリアではとても少ない。同じがんでありながら、発生者数にこれほど大きな国別差があるのは肝がんだけです。一体、その原因はなんでしょう？　それはB型、C型肝炎ウイルスの感染者数の違いが原因なのです。つまり、アジアに肝がんが多発するのは、そこが肝炎ウイルスの蔓延《まんえん》地帯だからなのです。

なお、肝がんの少なかったアメリカで、２０００年以降急激に肝がんが発生し、社会問題になっています。一般に、C型肝炎ウイルスに感染してから20～30年後に肝がんがでてくることがわかっていますが、１９７０年代の混乱期（ベトナム戦争など）にこのウイルスが蔓延したのでしょう。

オリエンタル・フラッシャー

こうしたアルコール消費量の大きな差は、何が理由だと思いますか。国民性や食習慣？　あるいは体格の違い？　いやいや、それだけではないんです。彼らは、もともとお酒を飲めない遺伝子を持ち合わせていない民族なのです。お酒を飲んでポッと顔が赤らむのは、日本人をはじめとするモンゴル系の民族、東洋人だけです。欧米人はゲルマン系、ラテン系の民族ですから、生粋《きっすい》の酒豪です。お酒を飲んで、お酒に飲まれてしまうことなどまずあり得ません。飲んでも顔にでることなんて、そうそうないのです。

対するわれわれ日本人は、人によってアルコールの感受性が異なる遺伝子をもともと持ち合わせています。体質的にお酒をたくさん飲めない遺伝子を持つ人は、日本人全体の45％にものぼり、まったく飲めない遺伝子を持つ人も10％程度いるのです。私たちがお酒を飲んで顔を赤くするのはごく当たり前のような気がしますが、「オリエンタル・フラッシャー」という呼び名がつくほど、欧米人には珍しい現象のようです。

彼らが食事の席で水のようにお酒を飲めるのは、お国柄や体格に加えて、もっと太古にさかのぼった遺伝子が関係してのこと。お酒の摂取量がそれだけ多いのですから、アルコール性肝硬変になって発がんするケースは、当然ながら日本よりはるかに多くなります。ただし、疫学的にみると、肝がんは、肝炎ウイルスが蔓延するアジアに多いのが現状です。

もう一度、繰り返しましょう。欧米人と同じように浴びるほど大酒を飲んだら、われわれ日本人の半数は、体の構造上とてももたない民族です。肝がんの原因として、日本人の場合は「アルコールは大敵」とは言いがたい。けれども、体の構造的には、大敵になりうる。そうわきまえて今日から飲もうではありませんか。

代替のきかない「化学工場」

ここで少し肝臓のはたらきについて知っておきましょう。人間の体の中で、肝臓ほどよくはたらく臓器はありません。みなさんがよくご存知なのは、アルコールの解毒をはじめとする三大機能「タンパク質の合成」「解毒」「代謝」だと思いますが、一説には500種類以上のはたらきを担うといわれるほどです。よく「化学工場」や「コンビナート」にもたとえら

肝臓の位置

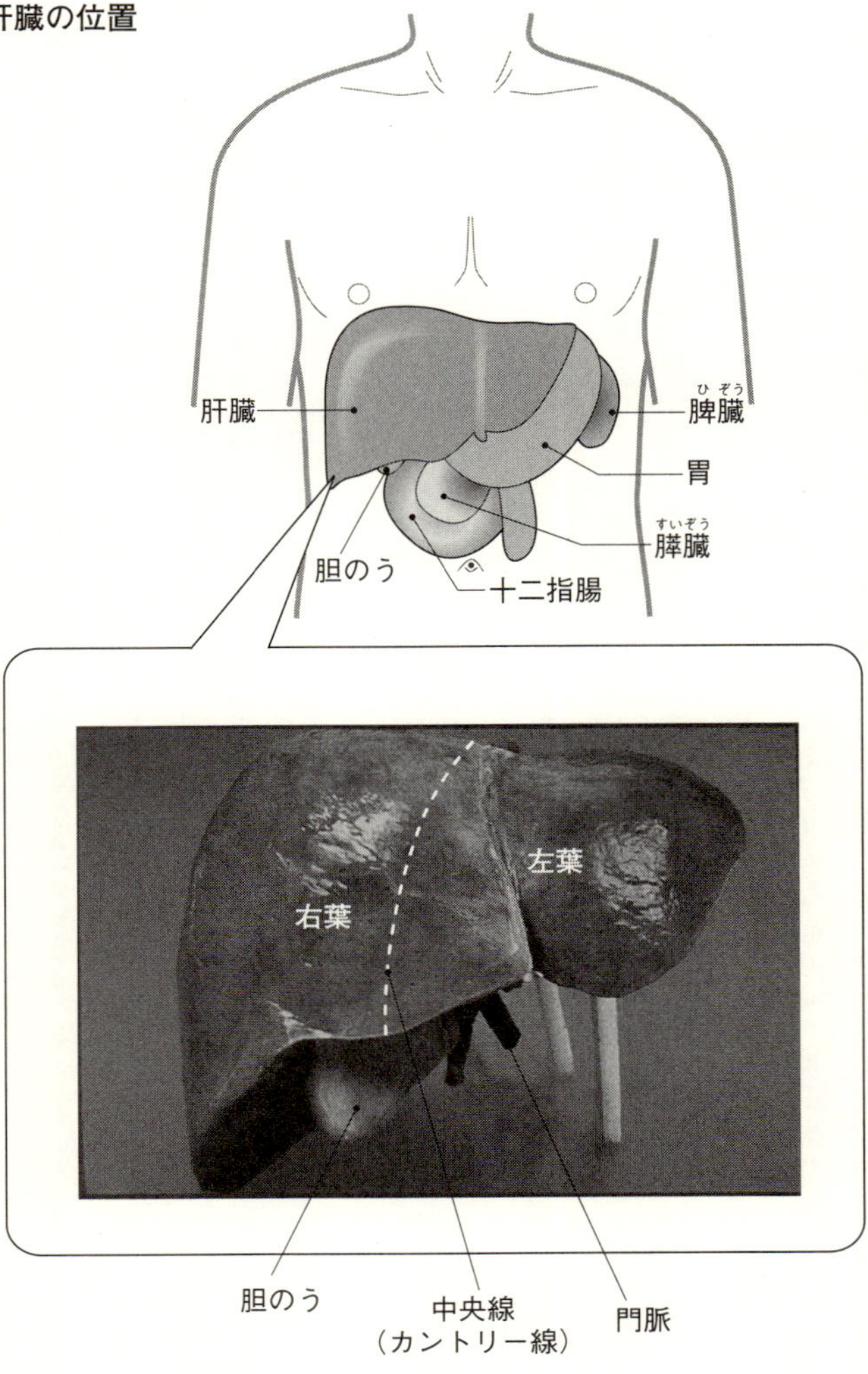

れるように、肝臓が持つすべての仕事を行うためには、近代的な設備を備えた工場、東京でいえば、新丸の内ビルが3つも必要だといいます。

また、肝臓は痛みを訴えることのない「沈黙の臓器」と呼ばれるだけあって、めったなことでは弱音を吐かず、ウイルスやアルコールなどの外敵にもしぶとい抵抗力を発揮します。肝炎や肝硬変によってかなりのダメージを受けても、そのはたらきをカバーするだけの3倍以上ともいわれる大きな代償能力をしっかり備えているのです。大きさは、大人の肝臓で1・2kgほど（体重×0・02kg、つまり体重50kgの人で1kgです）。おなかの臓器の中で最大のものです。前ページの図のように、お臍《へそ》よりも上でむしろ胸に近い位置にあるため、健康な肝臓はおなかの表面からは触れることができません。肝臓の中央線（カントリー線）で右葉（65％）と左葉（35％）の2つの部分に分けます。肝臓の下側から、門脈と肝動脈が入ってきて肝臓に血液を供給しています。健康な肝臓はつややかで、ちょうど私たちが口にするレバ刺しのようにキレイなピンク色をしています。

胃腸と同じ消化器に分類されますが、構造や機能はずいぶん違います。もっとも大きな違いは「再生する」臓器ということでしょう。肝臓は人間の臓器の中で唯一、切り取っても再び蘇《よみがえ》る力があるのです。健康な人の肝臓であれば、全体の65～70％まで切除が可能になっています。

私は、肝臓専門の外科医ですから生体肝移植の手術も行います。そこで肝臓の驚異的な再生力を目の当たりにするのです。

たとえば、肝臓の一部を提供してくれる人（ドナー）から肝臓全体の３割に当たる３５０gの肝臓（グラフト）を切り取って、重い肝臓病の人（レシピエント）に移植するとします。そうすると、レシピエントに植えたグラフトは、やがて本来あるべき肝臓の大きさまで再生します。そうなるまでの期間は、わずか1ヵ月ほどです。ほんのひと月足らずで３５０gの臓器が１０００gになってしまうのです。それはもう、人の臓器とは思えないほど大きくなる。すさまじい生命力を肝臓は持っているのです。

もちろん、提供してくれたドナーの肝臓もきちんと元に戻ります。もともと健康な方の臓器を切り取るわけですから、当然、回復力もいい。切り取った後、だいたい２週間もすれば家に帰って普通に生活できるようになります。

日頃、意識したことのない臓器が自分のおなかの中でそんな力を秘めているなんて、ちょっとびっくりしませんか。たった30～35%の肝臓を残せば、生きていけるだけの生命力と、めざましい復元力がある。こんな臓器は肝臓のほかにはありません。

低級臓器でも機能は高級

まるでトカゲの尻尾のように「再生する」という意味では、肝臓は低級臓器になりますが、機能からいえば、かなりの高級臓器です。3ケタにのぼるはたらきをするだけあって、今の医学では、人工的な器械で代替がきかないのです。それが機能としての高級さを物語っていると思います。

たとえば、人間が作った人工パーツで、すでに代替され一般的に使われているものは、かなりあるのです。人工骨や人工皮膚、手術で使う人工心肺、心臓はポンプで機能がシンプルですから。人工血管や人工弁、ペースメーカーといったパーツも開発されています。人工腎臓は、透析がその役割を果たしています。

また一方では、切り取ってしまっても、支障の少ない臓器もあります。胃や大腸はすべて摘出してしまっても生きていくことはできますし、脾臓《ひぞう》はなくても大丈夫です。ところが、肝臓を全部取ってしまったら、人間は肝不全を起こして数日で死んでしまいます。これは、同じ消化器の中でも、胃腸といった管からなる管腔《かんくう》臓器と、中身がぎっしり詰まっている肝臓など実質臓器の違いなのです。

それでも、かなり昔から人工肝臓の研究はされてきました。20年ぐらい前は非常に盛んでしたが、臓器の機能が複雑すぎて成果が挙がらなかった。その背景には、生体肝移植の治療技術が進んで普及していったことがあります。そのために、人工肝臓の研究は尻すぼみになってしまったのです。

飲んでいい酒、悪い酒

もう一度、お酒の話に戻しましょう。

お酒好きの人にしてみれば、同じアルコールでも、体にいい酒と悪い酒があるなら、ぜひとも知っておきたいところでしょう。

たしかに、アルコール度数というのは、お酒によってずいぶん違いがありますね。ウイスキーがアルコール度数43％なのに対して、ビールは5％前後と比較的、度数が低めです。ということは、「ビールのほうが体にやさしいの？」と思いたくなりますが、残念ながらそう思うのはいささか早合点です。

どんなお酒でも、飲めばエタノール（エチルアルコール）を介して必ず肝臓の代謝に影響を与えます。たとえアルコール度数が低くても、一度にたくさん飲んでしまえば肝臓には負担がかかるのです。ですから、アルコール度数の高い酒＝肝臓に悪い、アルコール度数の低い酒＝肝臓にいいとは一概に言えません。肝臓にとっては、どんなお酒も、深酒は厳禁なのです。

毎日の晩酌や、同僚と飲み屋でちょいと一杯という時間を楽しみにしている方はたくさんおられるでしょうが、体内で完全にアルコールを分解するのにかかる時間はどれくらいかご存知ですか。清酒2合なら7時間以上、ビール1本でも最低4時間は必要といわれています。

ドライバーの飲酒規制が強化されている昨今、あるタクシー会社では、出勤時にアルコールの呼気検査をすると、日本酒の場合は飲んでから8時間以上経過していないとアルコールの反応が消えないといいます。それだけ長い時間アルコールが体内に残ることを考えれば、二日酔いがどれほど肝臓に負担がかかっているものなのか想像がつきますね。

ちなみに、節度ある1日の飲酒量は、エタノール換算で20gほどとされています。これは、ビールなら中ビン1本（500㎖）、ウイスキーならダブル1杯（60㎖）に相当します。ワインはグラス2杯、清酒なら1合、25％の焼酎で0・5合程度です。

よく、酒豪とか大酒家といいますが、一般の定義としては、日本酒に換算して一日平均3

節度ある一日飲酒量

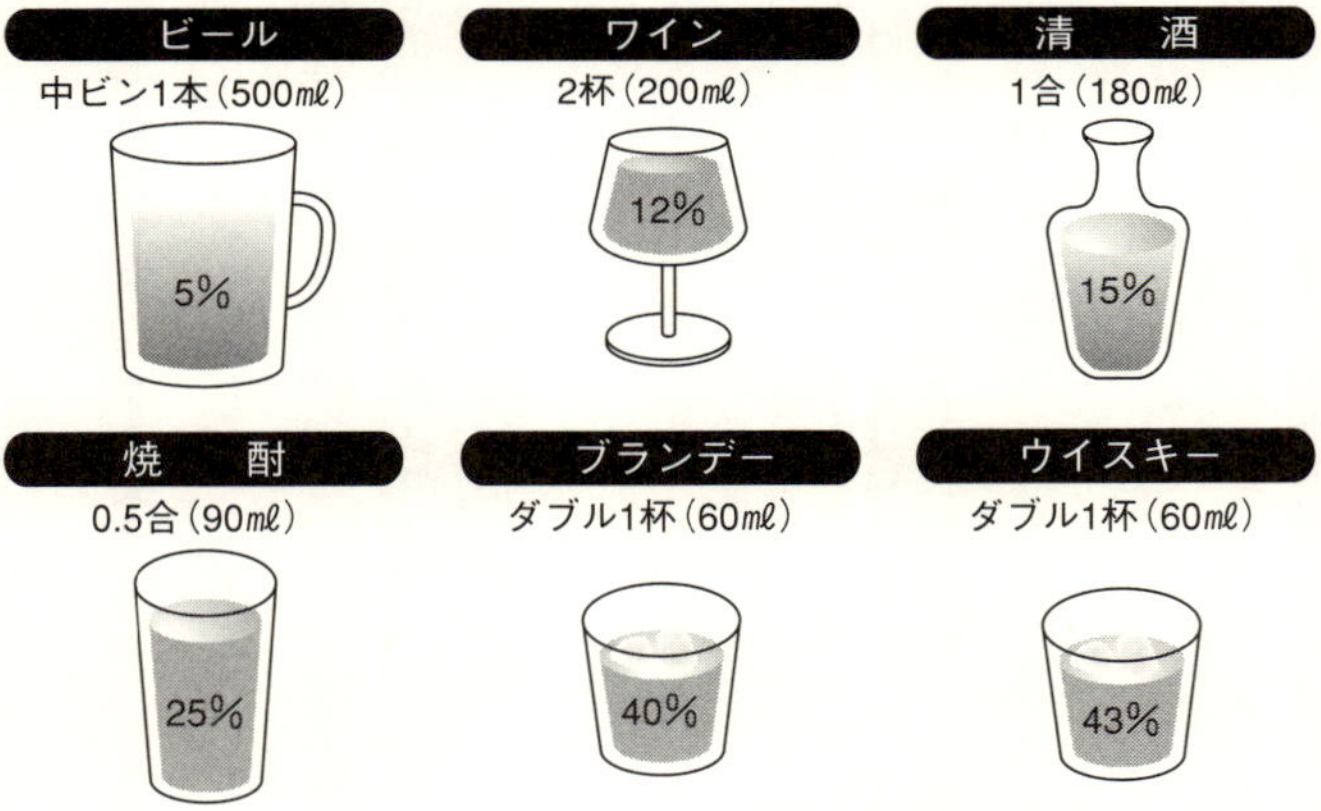

〔%数値は各飲料のエタノール濃度〕

合以上飲む人を「常習飲酒家」、一日平均5合以上、週5日間以上継続して飲む人を「大酒家」といいます。大酒家が10年以上にわたって大量に飲酒を続けても、アルコールだけが原因で肝硬変になる確率は、約20%といわれています。しかしながら、これはあくまでもデータに過ぎません。アルコールの代謝酵素のはたらきは、遺伝的な要素が強く、個人差が大きく出てきます。あくまでも自分にとっての「適量」を心得てたしなむ気持ちが大切です。タクシーの運転手さんのように、毎朝、呼気検査をすることはないにしても、通勤等で運転する方は、翌日に残るようなお酒の飲み方だけは控えるように注意してください。

お酒が強い＝肝臓が丈夫？

アルコールの適量はわかりました。アルコール代謝に個人差があることもおおまかに理解していただいたところで、もう一歩踏み込んでみましょう。

浴びるほどお酒を飲んでもケロッとしている人がいるかと思えば、おちょこ1杯ですら飲めない人もいる。いわゆるお酒の強い、弱いに、非常に個人差のあることは、すでにお話ししました。

では、「お酒が強い」ということは、イコール「肝臓が丈夫である」ということになるのでしょうか？

お酒の強い人でも、弱い人でも、肝臓でアルコールを処理する時に必ず要るものがあります。それが「アルコール分解酵素」です。この酵素を作る遺伝子には2つのタイプがあって、誰もが対《つい》になる組み合わせで持っているのです。生を受けた時に父親と母親から1個ずつの遺伝子をもらって一対として持っているので、後天的な因子によって変わることはありません。

もう少し具体的に説明しましょう。一般的に「アルコールに強い」といわれる人は1型×

1型遺伝子をペアで持っている人。1型×2型遺伝子をペアで持っている人は、訓練すればある程度はお酒を飲めるようになるタイプです。まったく飲めないという人は2型×2型遺伝子をペアで持っているということになります。兄弟姉妹でも、「兄は無類の酒好きなのに、弟は下戸」と、極端に分かれることがあるのは、この遺伝子の受け継ぎ方によって、アルコール代謝に差が生じているからなのです。

ときどき居酒屋で、「酒は訓練で飲めるようになる！　昔はオレも飲めなかった」といって、部下に酒を勧めている上司の姿を見かけますが、じつはこれ、違うんです。こういう人は、もともと1型×1型であったか、もしくは1型×2型だった可能性が高い。

もう一度いいますが、生まれつきアルコールを分解できない2型×2型の人は、どんなに訓練しようと、もともと分解酵素がないのですから下戸のまま変わることはありませんので無理強いは禁物です。

つまり、お酒が弱い人はアルコール代謝に必要な酵素がないだけで、肝臓そのものが弱いわけではありません。肝機能の良し悪しと、お酒の強さとは別の問題です。逆にいえば、お酒が強いからといって、肝臓が強い（＝丈夫）とは限らないわけです。アルコールが大好きな人は、たいてい毎晩、量もたくさん飲んでいるはずですから、肝臓はフル稼働の毎日です。それだけ酷使している分、肝臓が傷ついたり弱っている可能性がある。つまり、肝臓そのものの強さは、肝機能や肝臓病の有無、これに遺伝的な要素が関わって、初めて決まるのです。

女性ホルモンとアルコール

また、アルコールに関しては、性差についてもよく指摘されることです。最近は女性で楽しくお酒をたしなむ方が多くなりましたが、女性は男性に比べるとアルコール障害を起こしやすく、男性の3分の2の飲酒量で肝障害が起きるといわれています。

じつは、これは体の大きさではなく、女性ホルモンの影響なのです。女性ホルモンのエストロゲンが、アルコールの代謝酵素を阻害してしまうのです。そのため、男性より女性のほうがアルコール性肝障害になりやすく、短期間に肝硬変に進行するリスクも高いとされています。さらに閉経後は、エストロゲンが低下して太りやすくなるために、脂肪肝や非アルコール性脂肪性肝炎（65ページ参照）へ進行しやすいという報告も出ています。ただし、もともと2型×2型の人は、閉経してもアルコールが飲めるようにはなりません。

男性で飲める人でも、一日2合以内（理想は1合以内）に、女性やたくさん飲めない人は、その3分の2程度に抑えておくのが肝要です。

「お酒が強い＝肝臓が丈夫」ということに代表されるように、昔からの言い伝えや、いつの間にか根付いてしまった風説などの中に、「昔の常識＝今の非常識」というようなものもあるのです。次に、アルコールと肝臓にまつわる迷信を少し覗《のぞ》いてみましょう。

肝臓病にシジミはNG

肝臓にはシジミがいい。これはご存知の方も多いことでしょう。「シジミ売り黄色な顔《つら》へ高く売り」という江戸川柳があるように、徳川の時代からシジミは黄疸《おうだん》を伴う肝障害に効果があるといわれてきました。

ところが、それを裏付けるような学術論文は見当たりません。実際にシジミの成分を見てみると、なんと！　真逆の効果があるから驚きます。

シジミは鉄分が豊富な貝類ですが、これは肝臓にいいどころか、むしろ肝炎を悪化させる危険性があり、NGなのです。鉄そのものは、体を構成するうえで大事なミネラルであることに間違いありません。現代の女性には不足しがちな成分のひとつで、不足すると貧血や冷え症などを引き起こすといわれるものです。

ところが、肝機能が悪い人にとっては要注意成分となってしまうのです。現在、肝臓専門の内科外来では、肝臓病の患者さんには鉄を控えるような指導が行われています。とくに注意が必要なのがC型肝炎の患者さんです。C型肝炎の治療薬「インターフェロン」と肝機能改善薬である「ミノファーゲンC」のパンフレットには、「シジミは避けるべき食品」として挙げられているほどです。肝臓と鉄の関係は非常に重要なので、第6章で改めてくわしく触れたいと思います。

もうひとつ、シジミ関連の食品として、シジミエキスがあります。シジミを煮出して濃縮したものですが、むき身のシジミとは成分が異なるのです。シジミエキスには、アルコール性肝炎に効果的なビタミンB_{12}が豊富に含まれていたり、風味成分であるコハク酸には胆汁の分泌を促す作用があるなど、肝臓によい成分を含んでいます。コハク酸は、「ウルソ」という肝疾患に使われる内服薬の効果と同じように、胆汁を腸へ排出するのを促進し、軽い黄疸なら緩和させる作用を持っています。

このほかにも、誤解や迷信はいろいろあります。たとえば、「ブラックコーヒーを飲むと酔いがさめやすくなる」。この効果は定かではありません。コーヒーには覚醒作用と利尿作用がありますが、酔いをさめやすくさせるかどうかは不明です。

ただし、コーヒーに関しては、「肝がんを予防できる」という報告が国立がんセンターから出ています。その臨床研究によると、成人９万人を10年間にわたって追跡調査したところ、コーヒーをほとんど飲まない人を１とした時の肝がん発症のリスクは、ほとんど毎日飲む人で０・５であり、発がんリスクが半減するという結果でした。コーヒーに含まれるどんな成分にがんの抑制効果があるのかまではわかっていませんが、動物実験の段階では、コーヒーに含まれるクロロゲン酸が肝がんの発生を抑制するというデータが発表されています。

また、「サウナで汗をかけばアルコールの抜けるのが早くなる」というのは、完全に誤解でしょう。アルコールの分解は肝臓の酵素が関係していることですから、発汗によってアルコールの分解が促進されるとは考えにくい。むしろ、アルコールを大量に飲んだ後にサウナへ入るのは、心筋梗塞《こうそく》や狭心症の発症のほか、脳動脈瘤《りゅう》を破裂させるリスクが高いので、とてもおすすめできません。

もうひとつ、「大量の水を飲めば酔いがさめる」。これも誤解です。お酒を飲むと、アルコールの分解に体内の水分が使われて、体は脱水状態に陥る一方で、利尿作用も促進されます。水分を積極的にとるのは必要なことですが、何度もお話ししているように、アルコールを分解するのは肝臓にある酵素です。大量の水分をとったところで、酔いはさめません。

酒のつまみの新常識

「空《す》きっ腹にアルコールは毒」といわれるように、お酒のお供に欠かせないのが「酒の肴《さかな》」です。一般的に乾き物や卵料理などの一品料理が好まれますが、じつはここにも大きな落とし穴があるのです。干物や卵などの食品には、塩分や尿酸の原因となるプリン体が多く含まれています。ご存知の通り、尿酸は痛風の原因となる物質です。とくに尿酸値の高い人は、中性脂肪やコレステロールも高い傾向にあります。お酒を飲むということは、すでにその時点でアルコールを代謝するために肝臓に過度な負荷がかかっています。そこへつまみに塩分が多いものをとれば、さらに肝臓に追い打ちをかけ、腎臓にも負担をかけることになるのです。

ところで、お酒を飲んだ後は、どういうわけか決まって小腹が空きませんか？　アルコールには食欲増進作用があります。ですから、ついつい最後にお茶漬けサラサラとか、ラーメンを軽く1杯と、食べたくなってしまうのです。

アルコールの代謝には体内の糖が使われていますが、さらにアルコールを大量に飲むことによって、特定の酵素が過剰に作られることになり、その結果、肝細胞内で中性脂肪が過剰に増えて、脂肪化が増進してしまいます。つまり、お酒を飲んだ時はそれだけで体内で脂肪化が進んでいるのです。

カロリーオーバーは要注意

よく、アルコールとごはんを同じ感覚でカロリー計算をして、「お酒を飲む時は炭水化物を減らす」という人がいますが、これも誤解です。アルコールは糖より脂肪に近い物質なので、お酒を飲む時は、炭水化物や糖分を控えるより脂肪分を控えたほうが肝臓にはやさしいといえるでしょう。

たとえば、お酒の最後につい食べたくなるラーメン。カロリーは醤油ラーメンで450㎉です。味噌やとんこつラーメンなら550㎉。背脂たっぷりのスープや、坦々麵、チャーシュー麵ならそれ以上になります。

成人の一日当たりの理想的な平均摂取カロリーの目安は、1800〜2200㎉ですから、もしビールを中ジョッキで2杯飲んでいたら、それだけで400㎉です。さらに焼酎2杯を飲んでいようものなら500㎉がそれに加算されます。ここでラーメンを食べれば、それだけで通常の一日分近くのカロリーを摂取してしまうことになるわけです。

こんな毎日を続けていれば、脂肪肝やメタボリックシンドロームになるのは時間の問題なのはいうまでもないでしょう。

さらに、ラーメンのスープには塩分や脂肪が多く含まれているのも問題です。肝臓の悪い人は体内にナトリウムをためやすいので、これが浮腫《ふしゅ》（むくみ）の原因になることもあります。アルコールを好む人は日頃からラーメンなどの脂っぽい食事を好む傾向にあるので注意が必要です。

一日の塩分摂取量の目安は10gですから、インスタントラーメン1杯で6gというのは考えものです。ラーメンを食べるときに「スープは残せ」というのは、カロリーだけが理由ではないのです。

第2章　検診で自分の肝臓を知る

体験的健康診断論

会社の健康診断があると、数日前からお酒をやめたり、量を控えたりするという話をよく耳にします。少しでもいい結果を出したいと思うのが人情です。気持ちはよくわかります。ですが、いま一度、考えてみてください。学生が試験勉強でする一夜漬けのように、数日前から節制して、いい検査結果が出たら「ああ、よかった」と胸を撫でおろす。これでは意味がないと思いませんか。「(いい結果が出て)安心するために」とみなさんおっしゃいますが、むしろ悪い時の状態を知っておくことのほうが本当の「安心」になるのです。

ご自身で申し込んで受ける人間ドックも同じ。いや、むしろなおさらですね。検診は学校の試験ではないのですから、付け焼き刃な必勝対策など要りません。せっかく自分自身の体のために行う自己投資。ありのままを知ろうとしないのは、じつにもったいないことです。

とくに、肝機能の数値を見て一喜一憂する方が多いようですが、肝臓に関していえば、数値を気にするならその前にしておかなければいけないことがあります。

まず、血液検査で肝炎ウイルスの有無を調べることです。「会社の健康診断で毎年1回、血液検査を受けているから私は大丈夫」という方。肝臓は残念ながらそれだけではダメなんです。通常、企業の健康診断や人間ドックには、肝炎ウイルスの検査はついていません。一部の会社では最初から検診内容に含まれているようですが、きわめて少数派です。

とくに日本人は肝炎ウイルスの保有率が高いので、一度はきちんとウイルス検査を受けておくほうがいいと思います。もし肝炎ウイルスが見つかっても、いまは新しい薬が開発されていますから、ウイルスをやみくもに怖がることはないのです。きちんと自覚して治療すれば、怖くない。むしろ、知らないまま放置しておくことになってしまうほうが、はるかに怖いのです。

検査方法は、健康診断で行っている血液検査と変わりありません。また、一度調べて問題がなければ、改めて感染する機会を持たない限り、定期的に何度もチェックする必要のないものです。薬害C型肝炎の問題を機に、老人保健事業の「節目検診」として40歳以上の男女を対象に市区町村レベルで肝炎ウイルスの検査を受けられるようになっていましたが、これは平成18年度で終了しています。現在は、市区町村別に保健所で対応しているところもありますので、問い合わせてみてください。できれば全員の方に一度検査をしていただきたいと思います。

病院で受ける場合は自費診療になりますので、8000円程度の実費がかかります。

「異常なし」を過信しない

私は、肝がんの患者さんの手術を毎週しているので、年に2回は肝炎ウイルスの検査を受けます。外科医はいくら気をつけていても、手術中に誤って自分の指を傷つけて感染してしまう可能性があるのです。

B型もC型も肝炎ウイルスの感染には潜伏期間があって、すぐには検査結果に出てきませんから、針刺し事故のすぐ後に肝炎ウイルスを持っていないことをまず確認しておくわけです。もし、患者さんがB型肝炎ウイルスを持っていた場合は、感染予防のワクチンを打っておきます。これはB型肝炎ウイルスのキャリアの家族やパートナー、母子感染の可能性がある出生児、海外渡航者などに接種されるワクチンと同じものです。

ちなみに現在はA型肝炎とB型肝炎のワクチンはありますが、残念ながらC型肝炎のワクチンはありません。肝炎ウイルスに関しては、非常に重要なことなので、改めて第4～6章でくわしくお話ししたいと思います。

なお、健康診断でも人間ドックでも、受診の際の注意点として付け加えるとすれば、はじめに「B型肝炎やC型肝炎の検査をしてください」とか「肝機能検査をしてください」とはっきり希望を伝えるといいと思います。採血検査ができる医療機関であれば、どこでもいいでしょう。ただし、検査結果に異常が認められた場合は、速やかに肝臓専門医のいる医療機関を受診してください。

また、次の検診を受けるまでの間に、少しでも「おかしい」という症状を感じたら、決してがまんせずに病院へ行くようにしましょう。検診の結果は１００％ではありません。病気を見落としてしまうケースも残念ながらゼロではないのです。「異常なし」を過信し過ぎないことも大切です。

肝細胞が壊れ中身が出る

ここで、血液検査の数値の見方について、具体的に説明しましょう。

「ＧＯＴ（ＡＳＴ）」や、「ＧＰＴ（ＡＬＴ）」は、日頃からお酒を飲んでいる方が数日前から多少飲むのを控えたところで、大きな変化は出てきません。反対に、検査の前日に飲んでしまったとしても同様です。

たとえば、いつもＧＯＴが30Ｕ／ℓの人だったら、35、40にはなるかもしれませんが、そんなに急激には上がらないのです。肝臓を構成する細胞（以下、肝細胞）が壊れない限り、

GOT、GPTの数値に影響は出ません。

簡単にいうと、GOT、GPTの数値が高いということは、何らかの原因で肝細胞が壊れて、その中身である酵素が血液の中に漏《も》れ出ているということなのです。血液検査ではその程度を調べています。専門的には「逸脱酵素《いつだつこうそ》」といいますが、数値が正常な人でも細胞が生まれ変わるサイクルがあるので、どんな人でも常にいくつかの細胞は壊れているものなのです。つまり、肝細胞が壊れた数を間接的に示しているのがGOT、GPTです。

「γ-GTP」は、お酒を飲む人がとくに気にする数値です。これは、肝細胞や胆汁の中に存在するタンパク質を分解する酵素です。アルコールの飲み過ぎや胆汁うっ滞などの時に血液中に漏れ出します。「お酒の飲みっぷりを映す鏡」といわれるぐらいで、一番アルコール多飲を反映する数値です。禁酒をすると、2週間後には半分ぐらいにまで低下するといわれるほどです。数値が200U/ℓを超えていると、アルコール性肝炎を疑いますので、治療が必要です。

検査項目のこれぐらいは、自分の肝臓の状態を知るうえで押さえておきたいところですね。近いうちに血液検査の予定がある方は、ご自身の通常の数値を知っておくとよいと思います。

肝臓の主要7検査

検査	単位	正常域	注意域	治療域
GOT（AST）	U/ℓ	8～38	39～99	100以上
GPT（ALT）	U/ℓ	4～44	45～99	100以上
γ-GTP	U/ℓ	12～73	74～199	200以上
ALP	U/ℓ	117～335	336～599	600以上
ビリルビン	mg/dℓ	0.2～1.2	1.3～1.9	2.0以上
総タンパク	g/dℓ	8.0～6.5	6.4～6.0	5.9以下
血小板	万/μℓ	30～20	19～11	10以下

検査7項目で十分

このほかにも、検診を受けたら見ておくとよい検査項目が4つあります。

「ALP」は、胆管や胆汁中に存在し、乳製品やレバーなどに多く含まれる物質（リン酸化合物）を分解します。胆汁がうっ滞すると上がる数値で、肝機能の指標のひとつとされています。ただ、成長の盛んな子どもや妊婦、骨折をしている人でも数値が上がりますから、安直に肝機能の異常と結びつけることはできません。さらに、肝臓は薬剤を代謝する役割も果たしているので、薬の影響も比較的受けやすいのです。異常値の程度と持続期間、上昇の原因が大切なポイントとなります。

「ビリルビン」は、古くなった赤血球が破壊される時に生成される黄色い色素で、血液によって肝臓に運ばれ処理された後に、胆汁中に捨てられます。血液中のビリルビンが過剰となり、眼球や皮膚などが黄色に染まる状態を「黄疸」といいます。肝炎ウイルスの感染などによって肝細胞が障害を受けるとビリルビンを処理する能力が低下するため、この数値が上がります（肝細胞性黄疸）。また、胆汁の流れがストップする病気（胆石・胆管がん・膵臓がんなど）では著しく上昇します（閉塞性黄疸）。肝機能を評価するうえで重要な項目です。われわれ外科医が、肝臓手術の方針を決めたり、手術後のケアをする中で、もっとも気になる数字です。

「総タンパク」は、血液中に含まれるタンパクの総称です。アルブミンとグロブリンが肝臓に関係します。アルブミンとは総タンパクの3分の2を占めるタンパク質で、肝細胞のみで作られ血液中に存在しています。血液中のいろいろな物質を運んだり、体液の濃度を調整しています。肝不全になると、アルブミンが作られなくなるために腹水《ふくすい》や浮腫《ふしゅ》といった症状が出てきます。グロブリンは主に免疫能を反映しますが、アルコール性肝炎、自己免疫性肝炎や原発性胆汁性肝硬変（ＰＢＣ）などで異常値を示します。

「血小板」は、骨で作られる血球成分のひとつで血液中に存在し、出血した時に血を止める役割を担っていますが、肝臓病と密接な関係にあります。肝炎が悪化すると線維化が進みますが、その程度を反映します。もともとは血小板が正常だったものが、徐々に下降し、10万／μℓを下回ると肝硬変の可能性が高くなり、肝がんの発生率も上昇します。

「異常あり」どうする？

それでは、検診の結果、肝機能に異常がでたらどうするか。GOT、GPTが100U／ℓを超しているようなら、アルコールは控えたほうがいいかもしれません。そういう方は、できるだけ休肝日を設けるようにしてください。お酒を飲むと食欲がわきますし、まったく飲むなとは言いません。ただ、さすがに私も「毎日はダメ」とお話しします。

その時に、よく聞かれるのが「体にいい量と飲み方」です。「禁酒はムリだけど、できるだけ体にいい飲み方をしたい」と。ちょっと虫がいい話のように聞こえますが、私はそれでいいと思うのです。

目安としては、一日缶ビール1本ぐらい。これが私の許容リミットです。問題になるのは、量よりむしろ飲み方だと思います。もちろん、たくさん飲むのは肝臓の負担になりますから、決してよくはないのです。ただ、アルコール代謝は個人差があって、もともとアルコール代謝が弱い人には、缶ビール1本ですら多いということになってしまいますから。

一概に言えないという意味では、どれぐらい飲んだかを気にするより、二日酔いになるまで飲んでしまう生活を続けていることのほうが体へのダメージが大きいのです。二日酔いというのは、アルコールを処理しきれずに、肝臓が悲鳴を上げている状態です。自分の体から聞こえる声には敏感に反応するべきです。

こう言う私もγ-GTPは正常値の1・5倍と高めです。私は仕事柄、いつ肝炎ウイルスに感染するかわからない立場にあるので年2回は血液検査をしているのですが、5年ほど前からワイン党になり、γ-GTPだけは一回上がったなと思ったらずっと下がらない。それまではビール派で肝機能はまったく正常だったため、何かワインに含まれる成分が影響しているのではないかと疑問を持ったりもしました。しかし、よくよく考えてみると、ワインに切り替えてからのほうが、間違いなく絶対量が増えていたんですね。ですから、二日酔いは絶対に避けること、週に2日は休肝日を持つこと、それに、ストレス解消を兼ねたジョギングといった軽い運動、これだけは守るようにしています。

血小板と肝がんになる確率

先日、ある患者さんから「血小板の数で肝がんになる確率がわかるというのは、本当でしょうか?」という質問を受けました。答えは半分「イエス」です。血小板の数が少なくなればなるほど、発がんするリスクが高くなるという関連性は、C型肝炎特有のもので、B型肝炎には該当しません。

じつは昔から医師の間では、そういう傾向があるのではないかと経験上考えられていたのですが、「血小板の数と肝がんの発生に密接な関係がある」という報告を東京大学の小《お》俣政《またまさ》男《お》教授が出されています。これが具体的な臨床データとして初めて発表された数字です。私がまだ東大病院にいた1995年頃です。

血小板数と肝がん

	血小板数（／μℓ）	発がん率（年率）
慢性肝炎（軽症）	17万	1%
慢性肝炎（中等症）	15万	2%
慢性肝炎（重症）	13万	5%
肝硬変	10万以下	8%

〔小俣政男 肝癌を視野に入れた肝炎の日常診療（日本メディカルセンター）1995年より抜粋〕

私たちの体に流れる血液には、25万/μℓ前後の血小板が含まれています。たとえば、転んで膝を擦りむいて血が出ても、やがてかさぶたになって血が止まりますね。これは血小板に止血作用があるからです。この時の様子を顕微鏡で見てみると、傷口には無数の血小板が一丸となって出血を阻止していま す。

肝臓の障害が進むと関連して脾臓（血液の古い成分を壊す臓器）の機能が異常に高まり、結果として血小板が必要以上に壊され、その数が徐々に低下してきます。前ページの表のように、正常な肝臓で平均20万〜30万／μℓの血小板の数は、慢性肝炎の軽症で17万／μℓに、中等症で15万／μℓに、重症で13万／μℓまで下がり、肝硬変になると10万／μℓ以下と、正常時のほぼ半分にまで激減してしまうことがわかります。

そこで、肝がんになる確率ですが、血小板数が常に10万／μℓ以下で肝硬変の患者さんでは、発がん率が「年率8％」と予測されます。わかりやすく説明すると、このような肝硬変100名をエコー検査により外来でチェックしていると、1年後にはこのうちの8名に肝がんが発生するという意味です。2年後には8×2＝16名、3年後には8×3＝24名、……というように年々増加していきます。

C型肝炎は、血小板の数が減ると、反比例するようにして発がん率が上がる傾向があるのは確かです。血小板が減少する病気は肝臓病だけではないので、これだけで判断はできませんが、C型肝炎の方は、こまめにチェックしていくことをおすすめします。

第3章　脂肪肝とダイエット

脂肪肝＝内臓脂肪？

この章では、おそらくこの本を手にしている方の中にも多いと思われる「脂肪肝」に焦点を当ててお話をしていきましょう。たかが脂肪肝とあなどるなかれ。そんなエピソードや、事実にドキリとすることばかりかもしれません。

はじめに登場するのは、とある日の私と友人のやりとりです。

先日、私の友人が脂肪肝と診断されました。腹部超音波（エコー）検査の画像に映し出された肝臓は「白く光っていた」といいますから、これはもう見事な脂肪肝です。自分の肝臓の姿を目の当たりにした彼は、その時にこう思ったといいます。

「あれは肝臓の周りを、脂肪がくるっと包み込んでしまったから白く見えるんだろう？　なんだか自分の肝臓が餃子《ギョーザ》みたいに見えてギョッとしたよ。あの脂肪、どれぐらい痩せたら取れるのかな」

ギョッとしたのは私のほうです。どうやら彼は、肝臓の周りを脂肪が覆い尽くしている状態＝脂肪肝と思っているようです。すかさず、「違うんだよ！」と説明しましたが、脂肪肝の脂肪というのは、肝臓の中に入り込んでしまっていて、外側からこそげ取れるような脂の

脂肪肝の顕微鏡像

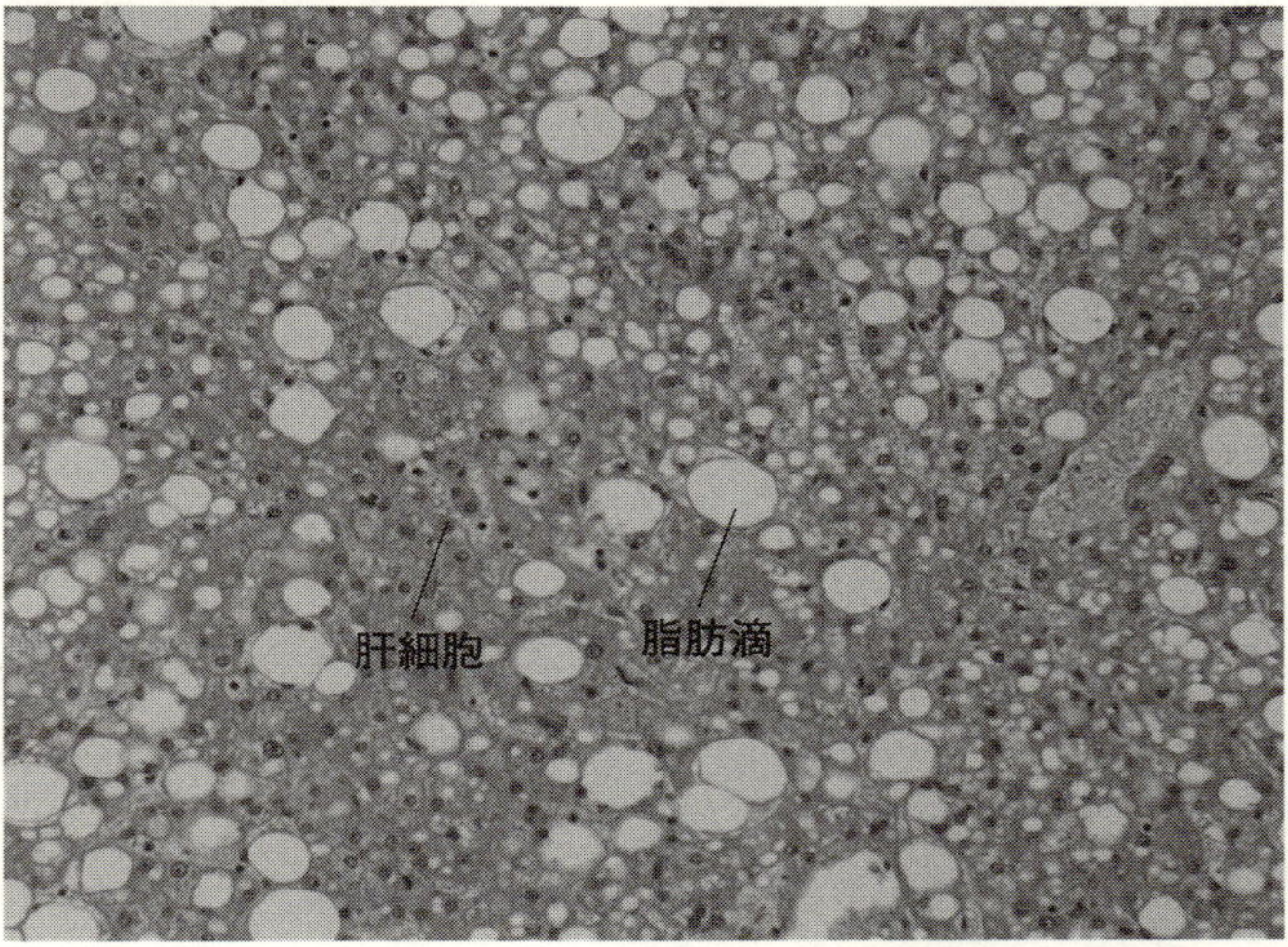

〔日本大学医学部病理・杉谷雅彦氏提供〕

塊ではありません。

じつは患者さんの中にも彼のように独自の解釈をしている方が意外と多いのです。よく聞くのは、肝臓の周りにベタベタと脂肪がついているのだと誤解されているケース。おそらく、メタボリックシンドロームでいわれるようになった「内臓脂肪」とごちゃまぜになってしまっているのでしょう。脂肪肝は、肝細胞のひとつひとつにたまっている脂で、内臓脂肪は、おなかのいろいろな臓器の周りにラードのようにべったりくっついている脂。まったく形状の異なるもので、「脂肪肝＝内臓脂肪」ではないのです。

通常、健康な人でも肝臓には３％程度

の脂肪をためているといわれます。肝細胞が100個あるとすると、そのうち3個分ぐらいの量に当たる脂肪があるということです。これが正常域を超えて、30%以上肝臓にたまってしまっている状態が、いわゆる「脂肪肝」です。

フォアグラを自分で育てる

さきほど、この脂肪は肝臓に取り込まれているとお話ししましたが、顕微鏡で見てみると、よくわかります。前ページの写真のように、肝細胞はいくつもの細胞がぶどうの房のように連なるような形をしています。その肝細胞の数はもちろん億単位で、成人の肝臓はなんと3000億個にのぼります。このぶどうの房のように連なる細胞の間を毛細血管が張り巡らされ、栄養を取り込んだり、解毒したりしています。血液の川が流れている両岸に細胞の家が長屋状に延々と連なっていて、この単位が無数に寄り集まって作った町。これが正常な肝臓の構造です。

肝臓にたまった脂肪というのは、この房状の中の細胞がひとつ丸ごとポンと球状の脂肪と入れ替わってしまっている状態にあります。上からインクをポトンと落としたように見えることから「ドロップレット（脂肪滴）」と呼ばれています。この患者さんでは、脂肪が断面

肝臓のエコー像

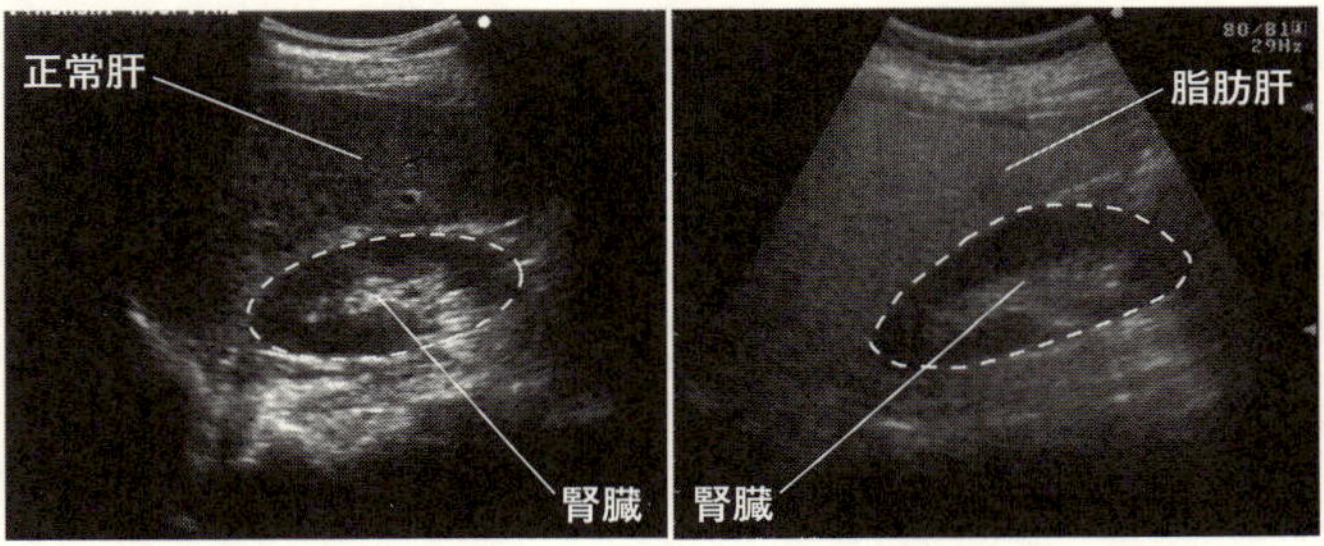

積の約50％を占めています。明らかな脂肪肝です。

脂肪の総量が10％を超えるようになると、この脂肪滴ができ始め、20％台になるとかなり脂肪が目立つようになりますが、臨床上はまだ脂肪肝とはいいません。

これが30％を超えると脂肪肝という病気になるわけですが、エコーの画像をパッと見ただけでわかるぐらい明らかです。上の写真のように、肝臓は、本来ならグレーに映るのですが、脂肪肝になると白く光って見えるのです。肝臓の裏にある腎臓は中心が白く周りが黒く映りますが、腎臓の黒よりもやや白いのが正常の肝臓（左）であり、明らかに白いのが脂肪肝（右）です。

私の知人は「エコーで脂肪肝がわかるというのは、肝臓の周りに薄皮のように脂肪がついていて、てっきり外から脂肪が見えるからなんだと思っていたよ」と苦笑いしていましたが、残念ながら違うんですね。

もう一度整理してみましょう。脂肪肝というのは、本来機能するべき細胞のスペースを脂肪が取って代わって肝臓の中に入り込んでいる状態を指します。脂肪が30%を超えると脂肪肝です。肝臓全体の3割が脂肪であるということは、肝細胞は7割に減ってしまっているわけです。当然ながらその分、肝臓のはたらきは落ちますね。脂肪肝というのは、単に余計な脂肪が肝臓の周りにくっついている状態ではないのです。本来あるべき肝細胞の3割が脂肪にその座を奪われた結果、肝機能が落ちてしまっている霜降り状態の肝臓なのです。

よく「フォアグラ状」という表現が使われますが、まさにその通りです。強制的にガチョウを太らせて、肝臓の8割方を脂肪にした世界三大珍味のひとつであるフォアグラは、究極の脂肪肝です。ただし、ガチョウも肝細胞がすべて脂肪に変われば死んでしまいますから、生きていられるだけの肝細胞を残している脂肪肝なのです。ダメージを受けても、そのはたらきをカバーするだけの肝臓の代償能力というのは、ここで発揮されるわけです。

まとめると、脂肪肝と診断された方は、脂がのったフォアグラを自分のおなかの中で大事に育てているようなもの。育った分だけ確実に肝機能はダウンしているのです。

脂肪肝のメカニズム

では、現在、日本に脂肪肝の人はどれぐらいいるのでしょうか。健康診断による統計データでは、受診者の20％が脂肪肝であるとされています。たいてい「要注意」という診断結果が出ても、脂肪肝には自覚症状がありませんから、本人は痛くも痒《かゆ》くもないわけです。その場では一瞬、「えっ」と思っても、実際はさほど気にせず、日常に追われてしまっている方がほとんどでしょう。男性は40歳前後、女性は40歳以降。男女比では、３：１ぐらいで男性に多くみられます。

この肝臓にたまった脂肪には、もうひとつ驚くべき事実があります。正常な肝臓と脂肪肝では、なんと脂肪の構成そのものが違ってしまうのです。単に脂肪の量が増えてしまうだけではないというのは、いったいどういうことなのか。これは肝臓の三大機能のひとつである代謝と深く関係しています。

正常な肝臓にある脂肪（３％）は、細胞膜を作るリン脂質が3分の2を占め、残る3分の1はコレステロールや中性脂肪、遊離脂肪酸で構成されています。これが脂肪肝の脂肪になると、そのほとんどが中性脂肪に変わってしまうのです。

なぜこのような変化が起きるのか。いや、それ以前に、よくよく考えてみると、そもそもなぜ肝臓に脂肪がたまるのか、不思議な気がしませんか？

私たちが普段口にする食物に含まれている糖質や脂肪は、腸で分解・吸収されたのちに、門脈という血管を通って肝臓に運ばれてきます。ここで蓄えやすいコレステロール、中性脂肪、リン脂質に作り替えられるのです。このうちの中性脂肪がタンパク質とくっついて「リポ蛋白」という物質になり、血液から全身に運ばれてエネルギーとして使われています。

ところが、日頃から、甘いものや脂っこいもの、アルコール類をとり過ぎていると、リポ蛋白となって血中に出されるよりも多くの中性脂肪が肝臓で作られてしまうことになります。その結果、ダブついた中性脂肪は、そのまま肝臓内にたまってしまう。これが脂肪肝です。見方を変えれば、これがフォアグラ肝臓の作り方ということになりましょう。

脂肪の大半を中性脂肪が占めるようになる脂肪肝のメカニズム。人間の体というのは、じつによくできていると思いませんか。きちんとした栄養がとれて代謝がスムーズに行われていれば、そう簡単に大量の脂肪が肝臓にたまることはないわけです。

脂肪肝のあれこれ

脂肪肝が立派な代謝エラーであることはわかりました。ところが、その原因はひとつではないようです。検診等で脂肪肝と診断された方々は、だいたい次の3つに分けられます。

① 過栄養性脂肪肝

もっとも多いのがこのタイプ。食べ過ぎと運動不足が原因です。肥満傾向にある人は、どうしても脂肪肝になりやすい。たとえば、営業職のため何かと接待が多い。あるいは年末年始など宴会の予定が目白押しという場合。見境なく暴飲暴食が続くと、またたく間に肝臓に脂肪がたまり始め、3ヵ月ほどで見事なフォアグラ肝臓ができあがってしまうのです。さらに、このような方は糖尿病が潜んでいないかチェックしましょう。

② アルコール性脂肪肝

ズバリ、お酒の飲み過ぎが原因です。「付き合いもつらいんだよ」とおっしゃる方もいるでしょう。ですが、ここはきちんと現実に目を向けてください。体あっての仕事です。「日本酒を毎日3合以上飲み続けると、1～2年で脂肪肝になる」というデータもありますし、飲酒のペース配分はうまく行いましょう。できれば、一日缶ビール2本程度に抑えたいところです。

もし手元に検査結果がある方は、γ-GTPとGOTの数値をご覧になってみてください。アルコール性の脂肪肝は、この2項目の数値に異常が認められることが多いのが特徴です。過栄養性脂肪肝の場合は、GPT値に異常が出てきます。

③　ダイエット脂肪肝

名前だけ聞くと、何のことやらと思われることでしょう。これが少々厄介《やっかい》なのですが、脂肪肝と診断される人が太っているかというと、必ずしもそうではありません。じつは、食事のバランスが崩れても肝臓に脂肪がたまるのです。意外な気がするかもしれませんが、極端にカロリーを抑えた食事や、飢餓状態にさらされても脂肪肝になってしまうのです。

きちんと栄養バランスが考えられたダイエットなら何の問題もありません。ところが、一日菓子パン1個とか、卵ばっかり、フルーツばっかりと、ひとつの食品ばかり食べまくるというような過激なダイエットをしてしまうと、かえってフォアグラ肝臓をつくってしまうのです。それが「ダイエット脂肪肝」です。

肝細胞にある中性脂肪が、タンパク質と結びついて血液中に送り出されることはお話しした通りです。その際に、糖質が足りなくなると、筋肉にあるタンパク質を糖質にかえて使いはじめるのです。

ですから栄養不足のダイエットを長く続けてしまうと、肝臓から中性脂肪を血液に送り出す時に必要となるタンパク質も不足して、肝臓から脂肪を出せなくなってしまうのです。タンパク質とペアになれない脂肪は「待った」がかかったまま肝臓に残ることになり、結果として脂肪肝になってしまうというわけです。

同じものばかりを食べるというダイエットが危険であることは、これでおわかりいただけたでしょう。一見、健康的でスラリとした美しい体に見えても、こういう食生活を繰り返していると、若い女性も脂肪肝を招きます。不健康な食生活が続くと、大人も子どもも関係なく脂肪肝になる。そうです、脂肪肝になるのは飽食《ほうしょく》の国ばかりではないんですね。満足にごはんを食べられないアフリカや世界各地にいる難民の子どもたち。彼らの多くは、脂肪肝です。タンパク質不足による極端な栄養障害は、過激なダイエットをしているのと同じなのです。

痩せれば全部解決か?

ときどき患者さんから、「脂っこい食事を避けていれば、脂肪肝にならずにすみますか」

と聞かれることがあります。どうやら「脂肪肝」という文字面からイメージされるようです。脂肪のとり過ぎはたしかによくありませんが、脂肪肝の敵は脂だけではないのです。説明したように脂肪肝は栄養過多とアルコールが主な原因です。たとえ脂肪分の高い食事を我慢しても、毎日お菓子やフルーツを食べずにはいられなかったり、なかなか休肝日を作れないという大の甘党や愛飲家の方は、着々と水面下で準備が進んでいる脂肪肝予備軍です。そして、肝臓の処理能力を超えた食べ過ぎ飲み過ぎは、脂肪肝だけでなく、糖尿病や高脂血症、心筋梗塞の引き金となるメタボリックシンドロームにもしっかりレールがつながっています。

では、脂肪肝と診断されたら、まずどうするか。

ダイエットをして痩せる？　そうですね。痩せて体重を落とすのは、たしかに効果が見込めることです。ただし、気をつけなければいけないのが、その痩せ方です。単に痩せればいいというものでないことは、もう申し上げるまでもないですね。過激なダイエットは絶対にいけません。

痩せて脂肪を落とすどころか、ますます肝臓に脂肪をため込む結果になっては、せっかくの努力が水の泡です。時間をかけて努力をすることは求める結果が得られなければ、やりがいがありません。正しい知識を持っていれば、時間的にも労力のロスもなくなります。健康的な体を作るには3度の食事はバランスが大事といいますが、こうしたダイエット脂肪肝にならないためにも、栄養バランスは大切なのです。

痩せると戻る肝細胞

せっかく食事に気をつけたら、併《あわ》せてウォーキングなどの有酸素運動をしましょう。すると、体重が落ちてくるにつれて、肝臓の中で面白いことが起こります。

それまでしっかり陣取っていた脂肪が抜けて、追い出されてしまっていた肝細胞が戻ってくるのです。と言っても、一時的にどこかに避難していた細胞が帰ってくるわけではありません。脂肪が減って空いたスペースには、その隣の肝細胞が分裂して、新たに生まれた肝細胞がちゃんと入るのです。これも他の臓器にはない肝臓ならではの現象です。

脂肪が1～2割に抑えられているうちなら、比較的簡単に肝細胞は戻ります。ただ、3割を超えてしまうと、それなりに時間がかかります。それでも必ず戻ります。安心してください。ただ、日頃から有酸素運動をしていない人は、中性脂肪から作られる血中エネルギーの消費量が少ないので、どうしても脂肪肝が治りにくいのです。

毎日ガチガチの食事制限をしたり、ジムに行って強制的にマシン運動をしなくても構いません。体にいいとわかっていても、なかなか続けられないのが人間です。ウォーキングなどの有酸素運動は脂肪を燃焼しますから、運動習慣のない人は、積極的に歩くことから始めてみましょう。「毎日歩けば、肝臓の脂肪を消費してくれる」。そう思って外に出るのが第一歩です。「歩くと体にいい」というより、「脂肪が燃える」と思って歩くほうがきっと励みになるはずです。

ご夫婦や、友達同士で誘い合って歩いても、ペットと一緒でもいい。体を動かす楽しさを感じはじめたらしめたものです。そして、数ヵ月が過ぎた頃、肝臓の脂肪滴の数に変化があることでしょう。外来のエコー検査で白かった肝臓がもとに戻っているはずですし、鏡を覗けばちょっと若返ったあなたと出逢えるかもしれません。

近未来はＮＡＳＨの時代

昔は、脂肪肝が原因の肝機能障害なら、「心配ない、瘦せなさい」で終わっていたのが、最近そうもいかなくなっています。肝臓専門医の間では、この脂肪が問題になっています。見た目は普通の脂肪肝なのに、そこに肝炎が絡んでいる病気があるのです。アルコールを飲まないのに肝臓の中に脂肪がたまってくるので、「非アルコール性脂肪性肝炎」。英語でNASH（ナッシュ・Non-Alcoholic SteatoHepatitis）と呼ばれています。NASHの「N」はNON、「非」アルコール性という意味です。

NASHの何が問題なのかというと、発がんリスクを伴う肝炎だからです。肝臓に鉄がたまりやすい状態にあると、活性酸素から生じる酸化ストレスの影響で、肝臓は線維化が進んでしまいます。このメカニズムは第6章でくわしくお話ししますが、これに肝炎が絡むと、何年後かに肝硬変になる可能性がかなり高まります。

その結果、B型もC型も肝炎ウイルスは持っていないし、アルコールも飲まないにもかかわらず、肝がんが発生してくるのです。

肥満大国といわれるアメリカでは、もともと肝炎ウイルスが少なく、NASHから肝硬変、肝がんになるケースが多いのですが、日本でも5〜6年前あたりからNASHが徐々に増えはじめてきました。

健康診断の受診者の20%の人が脂肪肝、そのうち8%の人がNASHというデータもありますし、肥満度の分布から日本におけるNASHの推定人口は50万人前後にのぼるという試算もあるぐらいです。

たとえば、肝機能障害があって、エコー検査をしたら肝臓が白っぽく映ったという脂肪肝の人が100人いるとしましょう。その中でアルコールを飲む人と飲まない人にまず分けます。飲酒量に明確な規定はないのですが、1ヵ月に数回しか飲まないという人（機会飲酒者）はアルコールを「飲まない」に、ほぼ毎日という人（常用飲酒者）は1合であっても「飲む」に入れます。

脂肪肝100人のうち65人ぐらいの人は、風呂上がりにビール1本（633㎖）以上を毎日飲む。アルコールを「飲む」ということは、非アルコール性であるNASHからは除外されます。残る35人の中で、6ヵ月以上にわたってGOT、GPTの数値が異常をきたしている8人がNASHということになります。

エコー検査では肝臓が白く見えるけれど、GOT、GPTの数値はさほど高くないという27人は、いわゆる単純な脂肪肝です。

お酒を飲まないのに脂肪肝の人、メタボリックシンドロームの人は、一度、肝臓内科でNASHかどうか調べることをおすすめします。

太ると出てくる厄介もの

ウイルスもお酒も関係ないなら、何が原因で発がんするのか。NASHのくわしいことはまだわかっていませんが、脂肪肝とウイルスの関係性を研究者が躍起《やっき》になって調べていますから、いま肝臓病の中で一番研究が盛んなのは脂肪肝かもしれません。

脂肪肝の人の多くは肥満ぎみなわけですが、太ると何がまずいのかというと、われわれの体は、太り始めると「インスリン抵抗性」というものが出てくるようになり、肝機能のコントロールに影響を与えるのです。

インスリンはご存知の通り、膵臓から分泌される血糖値を下げるホルモンですが、肝臓に負けず劣らずのはたらき者で、肝臓の環境を大きく左右する役割をいくつも担っているんです。インスリン抵抗性というのは、簡単にいうと、インスリンが十分にはたらかず、肝臓の環境をひどく悪化させるということなのです。

その結果として、まず糖尿病になるリスクが高くなります。同時に、肝機能を低下させます。つまり、肝細胞が壊れ、GOTやGPTの数値が上がります。さらに、肝臓の線維化を促進させる原因にもなるのです。

逆にいえば、インスリン抵抗性は肥満が大きな原因なわけですから、運動をしながら食生活を変えていけば、体重が減るにつれてインスリン抵抗性は改善していきます。ただ、どうやっても痩せない人はいるんです。どんなにやってもダメという人は内服薬でインスリン抵抗性の改善・肝機能の改善をはかります。肝臓内科には、それによってコントロールがうまくできるようになった患者さんがたくさんいます。

「脂肪肝は心配ない」の盲点

肝炎ウイルスを持っているキャリアの人は、GOT、GPTの異常が肥満からきているものなのか、慢性肝炎によるものなのかがはっきりわかりません。そのためには、まず痩せる努力をして肝機能が改善するかを見ることです。さらに、糖尿病の既往がないか、脂質代謝異常がないかなど、いろいろな因子を除外して考える必要があります。インスリン抵抗性が肝臓の線維化を進めるのは、NASHだけではありません。アルコール性脂肪肝でも同じように線維化が起こります。現在はウイルス性肝障害に肥満が合併すると肝がんの発生率が高くなることがわかっています。

ですから、アルコールが関与していなくても、とにかく自分の肝臓が「脂肪肝」であるということは、好ましい状態ではないと考えたほうがいいのです。単純な脂肪肝からの肝機能障害なら「心配ない、瘦せなさい」という解釈がなされていたのは、ひと昔前の話です。とくにC型肝炎ウイルスに脂肪肝が絡むと、肝臓の線維化は加速されるということは明らかです。検査をするとエコーで白く光って見える程度で、痛くも痒くもありませんが、脂肪肝の背後にはいくつもの大きな病気が控えていると考えましょう。

第4章　肝炎の階段モデル

肝炎にもいろいろある

ここから少し専門的な話に入ります。肝炎は病気そのものがわかりにくいだけでなく、まだまだ誤解の多い病気です。なるべくかみ砕いて説明していきますので、しっかりついてきてください。

肝臓の病気について書かれた本に出てくる言葉や、病院で主治医から受けた説明の中で、「何となくわかったつもりでいたけれど、じつはよくわかっていなかった」ということはありませんか。とくに肝臓の病気を示す言葉の中にややこしさがあるようです。

私たち医師が使う肝臓の状態を表す言葉で、一番大きなくくりとなるのが「肝障害」です。ウイルス性の肝障害、アルコール性の肝障害、がん、外傷もすべて含まれます。これは正常な肝臓と比べた状態を表す言葉で、ノーマルとアブノーマルということです。

「肝機能障害」は、「肝障害」とほぼイコールです。いろいろな病気を含めて「肝臓が悪い」という状態を「肝機能障害がある」といいます。この肝障害の中に、本章の主題となる「肝炎」は含まれます。

肝炎は、肝臓に炎症が起きている状態の総称。肝炎になると肝臓のはたらきが落ちて、

肝臓の腹腔鏡像

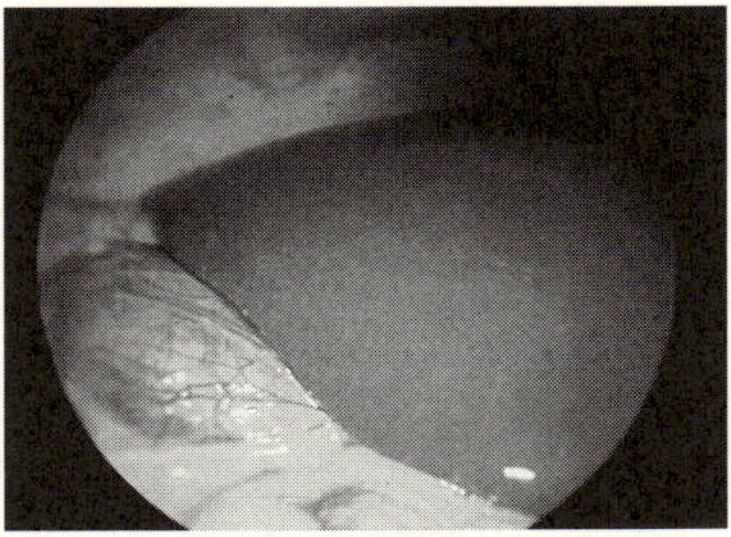

正常肝

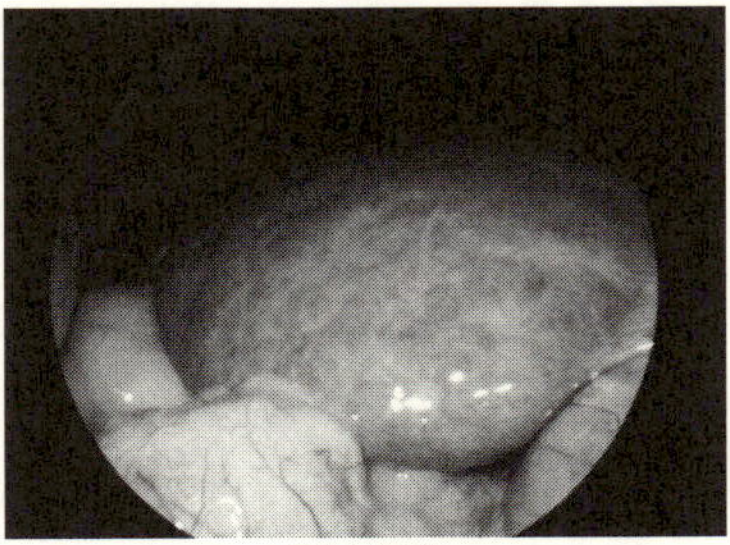

慢性肝炎

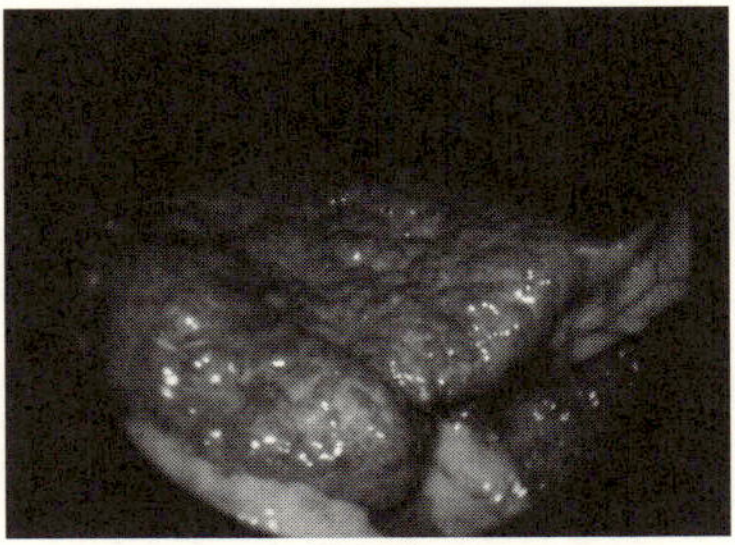

肝硬変

〔日本大学医学部消化器肝臓内科・田中直英氏、
森山光彦氏 提供〕

徐々に体全体に障害が起こります。その原因は、肝炎ウイルスの感染、お酒の飲み過ぎ、薬剤、肥満など、じつにさまざまです。

とくに日本人は、欧米諸国と比べても肝炎ウイルスの保有率が飛びぬけて高いのです。ウイルスが原因で起こる肝炎は、全体の8割。ですから、みなさんが「肝炎」と聞いて、真っ先に思い浮かぶのは、おそらくB型肝炎とC型肝炎ではないでしょうか。ウイルス性肝炎の一部は、慢性肝炎から肝硬変、そして肝がんへと「肝臓病の階段」を一段ずつ上るように進行していきます。それが今、問題になっている「薬害C型肝炎」です。また、B型でもC型でも、「(自分が)キャリアだから何かと気になる」という方も多いことでしょう。

現在、肝がんの原因の75%はC型肝炎ウイルス、15%はB型肝炎によるのです。ですが、現状を理解し、正しい知識を持って暮らしていけば、怖がる必要のないところまで現代の医学は進んでいます。そのためにも、正しい情報と知識を持つことが大切です。

突然の急性肝炎

はじめに、ウイルス性の肝炎が起きるメカニズムについて、簡単に触れておきましょう。肝炎ウイルスは血液の中に入ると、肝臓の細胞の中に入り込んで増殖します。すると、それを察知した体の免疫機構はウイルスを追い出そうと攻撃をしかける。ところが、肝炎ウイルスは細胞の中に隠れているために、ウイルスだけを叩くことができず、ウイルスに感染した自分の細胞をまるごと破壊してしまいます。その結果、起きる炎症が肝炎です。

ウイルス性肝炎は、発症のしかたや症状の経過によって、次の3つに分けられます。

①　突発的に発症する一過性の「急性肝炎」

②　6ヵ月以上にわたり血液検査の数値に異常が続く「慢性肝炎」

③　急性肝炎の特殊ケースで、短期間で死に至ることが多い「劇症肝炎」

では、順に説明していきましょう。「急性肝炎」は、ウイルスに感染してから数週間から数ヵ月後、または、薬剤を初めて投与されてから数週間後に発症します。ウイルス性の急性肝炎の原因でもっとも多いのは、A型肝炎ウイルス（HAV）によるA型急性肝炎です。次にB型、C型と続きます。自覚症状として現れるのは、全身の倦怠《けんたい》感、食欲不振、黄疸などど。原因が何であれ、肝炎の症状というのは、いずれも割と似ているのが特徴です。

このような症状が出てきたら、一刻も早く病院で肝炎の程度や原因を調べる必要があります。急性肝炎には特効薬がなく、入院して安静に、体力の維持に努めるのが基本ですが、一時的なものなので、だいたい数ヵ月で症状がおさまります。

レバ刺しとフォアグラ

肝臓病の中で一番多いのが2番目の「慢性肝炎」です。B型・C型肝炎ウイルスが原因の場合は肝炎が慢性化する可能性があり、そのうちの一部はさらに肝硬変へと進みます。

本人に自覚症状のない場合が大半ですが、肝臓の中では細胞の破壊と修復が絶え間なく繰り返されているので、血液検査をすると数値に異常が現れるのです。

肝機能が安定していれば、必ずしも特別な治療の必要はありません。自覚症状がないことが多いので、慢性肝炎と診断されるほとんどが、会社の健康診断などで偶然見つかるというケースです。

慢性肝炎や軽い肝硬変の患者さんは、他覚的変化もほとんど見られません。しかし、明らかに肝硬変に進んでしまうと、顔色は浅黒く、皮膚は乾燥し、手足の筋肉が落ちて腹部が張るなどの症状が出てきます。

73ページの写真のように、正常な肝臓を私たちが口にする「レバ刺し」にたとえるなら、脂肪肝や慢性肝炎は「フォアグラ」です。色もきれいなピンク色から、黄色みがかったベージュ色になります。切除した自分の肝臓を手術後に写真で見たある患者さんは、「本当にフォアグラのようで、あれ以来、食べられなくなった」という方もいるぐらいです。さらに進んだ肝硬変の肝臓というのは、ストーニーハード（石のように硬い）という表現をするぐらいカチカチでどす黒く、表面はデコボコしています。

３番目の「劇症肝炎」は、急性肝炎から移行する肝炎で、その割合は２％といわれています。初期の症状は急性肝炎と同じ。急性肝炎は黄疸が出て１週間もすると自覚症状が和らいできますが、劇症肝炎ではそれらが急速に悪化し、そのうちに意識障害が出現します。肝臓での解毒作用が弱まり、排泄《はいせつ》し切れなくなった「アンモニア」という毒素が脳に運ばれてしまうことで「肝性脳症《かんせいのうしょう》」が起こり、意識がなくなってしまうのです。

「プロトロンビン時間」（肝臓のタンパク合成能力をみる検査。健康な人は１００％）が40％以下になり、「羽ばたき振戦《しんせん》」という鳥が羽ばたくような震えが手に出てくると劇症肝炎と診断されますが、本人や周りにいる人が症状として最初に気づくのは黄疸でしょう。体や白目が黄色くなってきて「おかしいな」と思って病院へ向かううちに、意識が朦朧《もうろう》としてきます。最初に症状が出てから８週間以内に肝性脳症の症状が現れますが、肝臓病の中でも死亡率がきわめて高く、かつては70％の人が死に至るという怖さがありました。感染症や消化管出血、腎障害といった重い合併症を伴うことが多いので、多臓器不全になるリスクが高いのが特徴です。意識がなくなったまま、そのまま逝ってしまうこともあるのです。

30％の人は、人工肝補助療法などの内科的治療で治ることもあるのですが、特効薬がない。あとは生体肝移植しか治療法がありません。現在は死亡例の半数ぐらいを肝移植によって救えるようになってきました。肝移植に関しては改めて第8章で触れたいと思います。劇症肝炎であるかどうかは、黄疸や意識障害でわかることがありますが、GOTやGPTが何千という単位になる人がいれば、あまりに強い反応が起こるため逆にGOTやGPTが枯渇して正常域にまで下がる人もいます。ですから、全身に強い倦怠感があったり、黄疸が現れたらすぐに専門機関へかかることが重要です。

ウイルスは肝臓のどこにいる？

外来に来られる患者さんのお話を聞いていますと、ウイルスというのは捉えどころがなくてわかりにくいものだということを非常に感じます。外来で、ときどき患者さんからこんな質問を受けるのです。

「肝炎ウイルスは、細菌の一種ですか？」と。答えは「ノー」です。ウイルスは、生物と無生物のちょうど中間に当たる存在です。肝炎ウイルスというと、どこか身構えてしまうのか

C型肝炎ウイルスの電子顕微鏡像

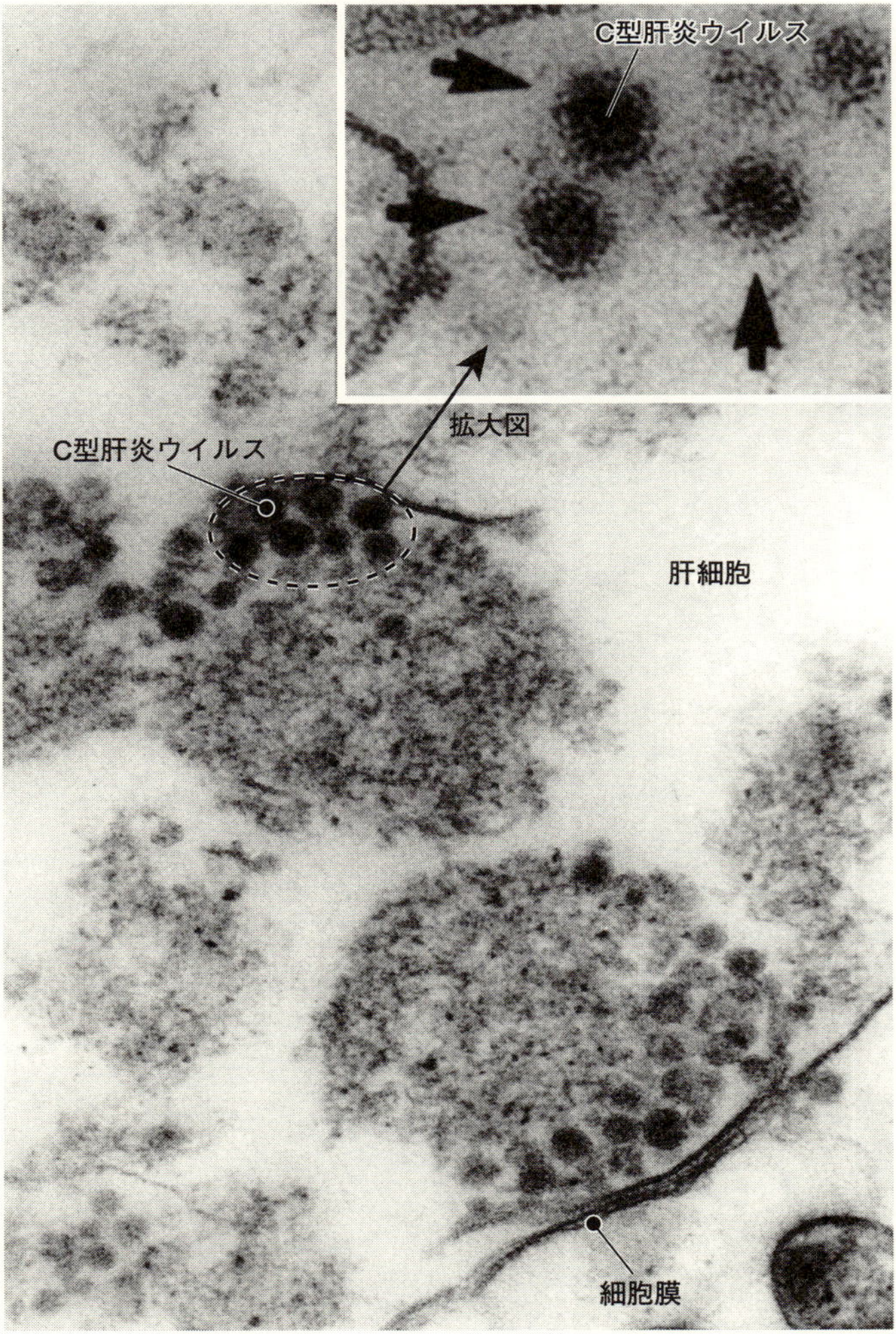

〔Shimizu YK. Hepatology 1996年より引用〕

もしれませんが、風邪やインフルエンザの原因となるのも、同じウイルスの一種です。この数年は食中毒のノロウイルスも名前が浸透したウイルスのひとつでしょう。ウイルスは、生きている細胞の中に寄生して、増殖していかないと死滅してしまいます。必ず頼りになる生きた細胞という命綱が必要なのです。これに対して、細菌というのは、単細胞の微生物ですから自力で生きていけるという違いがあります。

では、肝炎ウイルスというのはどんな形をしていると思いますか？ 球形の粒子であり、外側がタンパク質でできていて、内部に遺伝子のＤＮＡ（デオキシリボ核酸）あるいはＲＮＡ（リボ核酸）を持っています。Ｂ型肝炎ウイルス（ＨＢＶ）はＤＮＡを、Ｃ型肝炎ウイルス（ＨＣＶ）はＲＮＡを持っています。

肝炎ウイルスは、肝臓に寄生するからそう呼ばれているだけのことで、脳に入るウイルスなら、脳炎ウイルスといいます。

患者さんからウイルスに関して聞かれることで、もうひとつ多いのが「肝炎ウイルスは肝臓のどこにいるのですか？」という質問です。肝臓のどこか一部にくっついていて、そこを取り去れば肝臓からいなくなるというようなものではないのです。臓器の中にウイルスの指定席はないのです。はじめにお話ししたように、ウイルスは拠《よ》り所がないと単独では生きていけませんから、敵も抜かりなし。肝臓を構成する3000億個ともいわれる肝細胞に入り込んで寄生しています。つまり、肝臓全体に存在しているのです。実際、79ページの写真のように、電子顕微鏡を用いると肝細胞の中に多数のC型肝炎ウイルスの丸い粒子を見ることができます。

A型肝炎は一度だけかかる

日本でポピュラーな肝炎ウイルスは、A型、B型、C型、E型の4種類です。それぞれの肝炎ウイルスに感染して起きるのが、ウイルス性肝炎です。A型、E型のウイルスは一過性ですが、B型は慢性化する可能性があり、C型は高い確率で慢性化します。そのほか、EB（エプスタイン・バール）ウイルスやサイトメガロウイルスも急性肝炎を起こすウイルスとして知られています。

A型肝炎は、A型肝炎ウイルス（HAV）の経口感染による一過性肝炎です。あまり馴染《なじ》みがないように思うかもしれませんが、日本では、年間約20万人が発症するといわれていて、急性肝炎のおよそ4割を占めます。通常1～2ヵ月で治癒しますが、時に黄疸が長引く症例があります。しかし慢性化することはありません。一度A型肝炎になって治ると、抗体

(HA抗体)ができて永久免疫として体の中に残るので、二度とA型肝炎にかかることはないのです。子どもの時にかかる麻疹《はしか》のようなものですね。本人が気づかないうちに感染して治ってしまっているだけで、以前は、50歳以上の人たちはほとんどが感染して抗体を持っているといわれていました。しかし、戦後に衛生状態が良くなり、最近では中高年者でも抗体を持っていない人が多くなっています。

感染経路は、食べ物による経口感染が主です。中でも感染源になりやすいのが、生水、生ガキなどの貝類。上下水道が整備された現在の日本国内で感染することはまずありませんが、アジア、アフリカ、南米など、海外へ旅行する時には注意が必要です。感染すると、潜伏期間ののちに、38℃以上の高熱や関節の痛み、全身の倦怠感、食欲不振、吐き気など、インフルエンザに似た症状が現れます。

黄疸症状が現れると、熱やだるさはおさまりますが、黄疸は2~4週間続きます。子どもが感染すると、衣服や排泄物などから、両親や家族にうつる二次感染が高い頻度でみられるので、洗濯物の扱いには気をつけましょう。

B型肝炎の感染ルート

ある時、ケガや病気で手術を受けることになり、術前の検査をしたら、自分がB型肝炎ウイルス（HBV）のキャリアだとわかる——。

ご本人にしてみたら青天《せいてん》の霹靂《へきれき》ですが、このようなケースは決して珍しくありません。女性の場合は、妊娠を機にわかることもよくあります。

B型肝炎の感染ルートは、母親から赤ちゃんにうつる母子感染（持続性感染）と、大人になってから感染する成人感染（一過性感染）の2つに分かれます。

母子感染といっても、妊娠中にお母さんから胎盤を通して赤ちゃんにB型肝炎ウイルスがうつることはまず考えられません。ほとんどは、出産時、赤ちゃんがお母さんの産道を通る時に母体の血液にさらされることで感染が起きるといわれています。ほとんどが血液や体液による感染なのです。

生まれてから3歳ぐらいまでの乳幼児期というのは、免疫が完成しきっていません。ですから、この間にB型肝炎ウイルスに感染すると、免疫で叩ききれずにウイルスが肝細胞に残ってしまうことが多いのです。ウイルスが自然排除されて治ってしまう人は10％未満といわれています。

「キャリア」というのは、持続的に肝炎ウイルスを持っていることを示す言葉です。よく「保菌者」という表現が使われますが、ウイルスは細菌ではないので、厳密に言うと正しい表現ではありません。もしかすると、ウイルスと細菌の違いが今ひとつわかりにくいというのは、このいい方が誤解を招いているのかもしれません。

さて、B型肝炎ウイルスに感染すると、血液の中にHBs抗原というウイルスのタンパク質が作られます。血液検査をしてHBs抗原の陽性反応を見るというのは、この抗原を持っているかどうかを調べるということです。持っていれば、陽性。つまり、キャリアです。

予測できる肝がん発生

母子感染の場合は、90%以上はHBe抗原（血中にB型肝炎ウイルスが多いことを示すマーカー）陽性の無症候性（肝炎の症状のない）キャリアとなって、ある時期までは健康な状態で過ごします。ところが思春期になると、B型肝炎ウイルスを体内から排除しようと、体の免疫がウイルスが感染した肝細胞への攻撃をはじめます。無症候性キャリアのほとんどの方が10代から30代で一度肝炎を発症するのです。おそらく免疫機能が発達してくるからだと思うのですが、何がきっかけなのかよくわかっていません。ただ、発症しても非常に症状が軽いことが多いので、90％という大半の人は、本人が気づくことなく数年で自然におさまってしまいます。症状はおさまっても、ウイルスは排除されずに残りますから、キャリアでなくなるということはありません。この過程で、HBe抗原が陰性化しHBe抗体が陽性となり（これを専門的には「セロコンバージョン」といいます）、無症候性キャリアとなります。この中で肝がんが発生するのは0・4％／年（1000人に4人）です。

ところが、HBe抗原が陰性化しない無症候性キャリアのうち、慢性肝炎になるのは約10％であり、肝がんの発生は0・8％／年（1000人に8人）です。また、慢性肝炎から約2％が肝硬変に移行するといわれています。肝硬変になった場合の肝がんの発生は3％／年（100人に3人）に増加します。

一方、大人になってから感染すると、ほとんどの場合が一過性感染なのです。8割の方は症状もなく自然に治ってしまいます。残りの2割は急性肝炎になり、ごく一部は劇症肝炎という深刻な事態に至ることもありますが、おさまると永久免疫が体の中にできるので、その人は生涯B型肝炎にかかることはありません。

怖いのは前述した劇症肝炎です。急性肝炎から移行するのは2％。肝移植以外に治す方法はないとされてきましたが、後述する核酸アナログ製剤の投与と人工肝補助療法の併用によって、内科的な治療で助かる患者さんが増えてきています。

感染の時期で経過が違う

次に成人感染の内訳を、わかりやすく具体的な人数で説明しましょう。次ページのチャートに示したように、B型肝炎の一過性感染の人が1000人いるとすると、そのうち800人は症状が出ず自分では気づかないまま治癒（不顕性感染）に至り、200人が急性肝炎を発症します。急性肝炎の98％に当たる196人は症状の重さはさまざまですが治癒に至り、2％に当たる4人が劇症化します。そのうち死に至るのが2人、肝移植や内科的治療によって治癒に向かうのが2人といわれています。B型急性肝炎から慢性肝炎へ進む人は、きわめてまれです。

急性肝炎の196人の中には症状が軽い人も多く、体がだるい程度で済んでしまえば病院へ行かない人もいるはずです。本格的に急性肝炎の症状が出てしまった人は、階段すら上れないほどだるいですから、黙っていても病院にかかって、即入院ということになるでしょう。196人のうち、病院へ来る人と、そのまま治ってしまう人の比率がどれぐらいになる

成人のB型肝炎

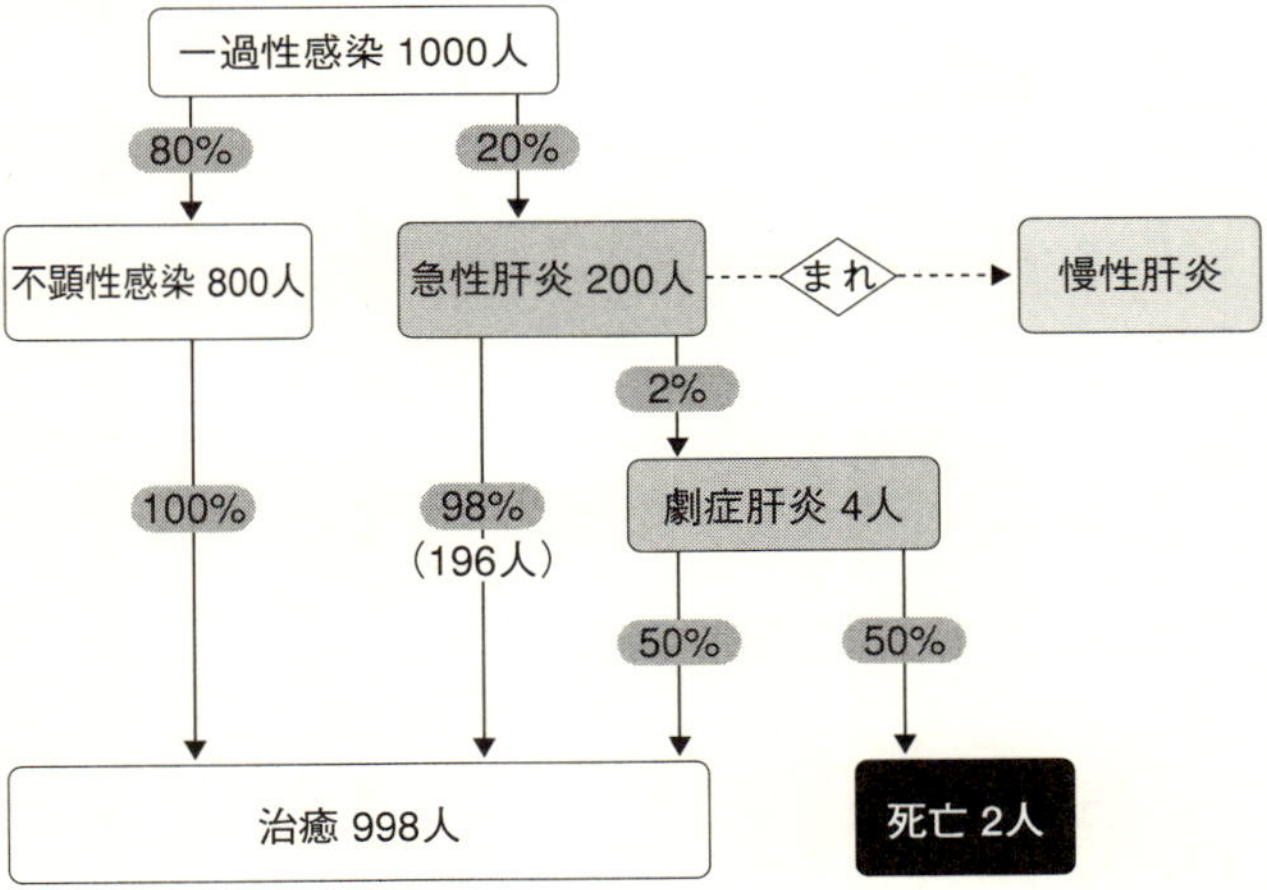

のかはわかりません。

このように、B型肝炎は同じウイルスでありながら、何歳で感染したかによって、たどる経過がまったく違ってくるのです。

自分は子どもの時からキャリアなのか、大人になってから感染したのか、よくわからない……。そういう方は見分けをつけるのが難しいですが、母親がB型肝炎ウイルスのキャリアか、成人してから血液感染を起こすような機会があったか（不特定多数との性交渉など）によって判断するしかありません。くわしくは次項で説明します。

成人感染は慢性化しない？

昔は指にささくれがあったり傷があると、

電車のつり革からB型肝炎やエイズに感染するといわれたこともありました。もちろん、それは誤解です。血液や体液による感染が主な原因ですから、その程度では決してうつりません。大人になってからB型肝炎に感染する大部分は性感染です。覚醒剤などの注射の回し打ちやタトゥー（入れ墨）なども、感染の可能性があります。

性感染による実数はよくわかっていませんが、私たち医療現場にいる人間からすると、そんなに稀ではないという印象です。私の患者さんで、付き合って半年というカップルで、明らかに彼女にうつされた20代の男子学生もいました。B型の劇症肝炎で運ばれてきたのですが、彼女がキャリアだったのです。いろいろ調べた結果、感染経路は性交渉以外になかった。この時は、幸いお兄さんがドナーとなって肝臓を提供してくれたので、彼は肝移植で助かりました。

肝機能検査で異常が認められたけれども、肝炎の検査を受けたことがないという方、ご家族に慢性肝炎や肝硬変、肝がんの方がいらっしゃる方、特定のパートナー以外の相手と性交渉のある方、入れ墨や医療機関以外でピアスの穴を開けた方などは、一度、肝炎ウイルスの血液検査を受けておきましょう。

また、B型肝炎は、C型肝炎と違って、時として無症候性キャリアからも発がんが見られます。一般的にいわれている「慢性肝炎→肝硬変→肝がん」という階段モデルに限定されないのです。ごく僅かですが10～20代のB型肝炎症例から肝がんが発生することもあります。

成人感染で慢性肝炎になることは、まずありませんが、移植の術後あるいは慢性腎不全、がんや白血病、エイズなど免疫力が落ちる病気を持っていたり、免疫抑制剤を使っている人の場合は持続性感染になる可能性があるので注意が必要です。

さらに、ここ数年は、新たな「ジェノタイプA」という欧米型のB型肝炎ウイルスが見つかって、感染すると慢性化する可能性が高いことがわかっています。B型肝炎ウイルスはいくつかの種類があるのです。現在わかっているのは、A～H型までの８つ。２００４年に行われた全国18施設による共同研究によると、３０１例のうち、日本型が70％、外国型が30％という結果が出ました。最近は日本でも増えている欧米型、これが若い人の間で性感染によって広がりつつあります。

キャリアは何に気をつける

B型肝炎ウイルス（ＨＢＶ）のキャリアは、全国に約１５０万人いるといわれています。そのうちの大半は、自分がキャリアであることを知らないまま暮らしているのです。

無症候性キャリアから慢性肝炎、肝がんになる確率はどれぐらいあるのか。気になるのはこの点です。

一般的には、B型肝炎ウイルスは得体の知れない非常に怖いもののように捉えられていますが、じつはB型肝炎の無症候性キャリアが慢性肝炎になる確率は決して高いものではなく、約10%。さらに肝硬変、肝がんを発症するのは、そのうちの1～2%といわれています。ですから、そんなに神経を尖《とが》らせて心配することはないといえるでしょう。

ただ、B型肝炎は、先にお話ししたように、突然発症して死に至ることが多い劇症肝炎を起こす可能性があること。また、慢性肝炎→肝硬変→肝がんという段階を経ることなく、突然、肝がんを発症する可能性もあることは知っておく必要があります。

では、現時点でキャリアとわかった人は、何に気をつけたらいいのでしょうか。

まず、自分が他人に感染させる可能性があるかどうかを知っておくことです。

感染症である限り、自分自身の問題だけでは済みません。大切な家族、また第三者にうつしてしまうことがないように気をつけるのは、当然のルールになります。

最近は、自分の体内にどれぐらいのB型肝炎ウイルスがいるのかを血液検査によって調べることができるようになりましたから、キャリアの方は一度自分の現状を理解しておくことをおすすめします。それによって、今後、慢性肝炎に移行する可能性があるかどうかといったこともある程度の予測がつきますし、ウイルスの量が多い場合は、ウイルス駆除の内服薬を使うなど、進行を未然に防ぐ手を打つことができます。やみくもに不安を抱えた状態でいることは精神衛生上よくありません。一度調べて事前対策が必要なのかどうかを知っておくだけで、大きな安心感を得られるはずです。その検査にかかる費用は、保険適応で1000円前後です。

もちろん、B型肝炎ウイルスの量が多いからといって、必ずしも慢性肝炎を発症するとはいえません。しかし、最近では、8種類あるB型肝炎ウイルスの中で、がん化しやすいタイプもわかるまでになってきましたから、まず第一歩としてウイルスの量が多いか少ないかを知ることです。

とくに慢性肝炎は自覚症状がないため、本人が気づかないまま放置してしまうと、「おかしいな」と思った時には肝硬変、肝がんということもあり得ます。そうならないためには、定期的に血液検査やエコー検査を受けて、異常がないかどうかを確認していくことが大切です。無症候性キャリアの方は、かかりつけの医師と相談して、年に2回を目安に定期チェックをしていきましょう。

さらに、日常生活の上でもいくつかの注意点があります。まず、献血はしないこと。そしてヒゲ剃りや歯ブラシなど、使用することで出血を伴い、器具に血液が付く可能性があるものは、家族や友人の間で気軽に貸し借りをしないように注意してください。

病院や歯科に行った際には、治療時に他人が感染することのないように、受診の前にB型肝炎のキャリアであることを話すようにしましょう。

パートナーはワクチン接種を

なお、性行為に関しては、少し注意が必要です。成人感染のほとんどが性交渉による感染といわれていますから、コンドームの使用だけではリスクを伴います。まずパートナーにきちんと説明して、できればB型肝炎ワクチン（HBワクチン）を打ってもらうようにしましょう。ワクチンさえ接種しておけば、感染は防げます。ただ、年齢が若いほど抗体ができやすい傾向にあり、35歳以上ではワクチンを接種してもなかなか抗体ができにくいというのが現状です。

食事はバランスよく、アルコールは控えめに。ただし、体によかれと思って自己判断で積極的にとっているものが、肝臓の場合は逆効果になってしまうこともあるので、できれば一度専門医に指導を受けるほうが安心です。くわしくは、126ページを参考にしてください。サプリメントも同様で、毎日一所懸命飲んでいるものが、かえって肝機能を悪くしていることも考えられます。できるだけ主治医と相談してからとるようにしましょう。

ウイルスを抑える飲み薬

B型肝炎は、進行を未然に防ぐ治療薬が次々と開発されています。これは発がんを防ぐ対策でもあります。相談窓口となるのは、肝がんを切り取るのが専門のわれわれ外科ではなく、内科の外来になります。

目覚ましい進歩を遂げているのは、「核酸アナログ製剤」という3種類の内服薬です。一日1回飲むことで、B型肝炎ウイルスがほぼ制御されるところまできました。ただし長年飲まないといけません。ウイルスの増殖を抑える薬ですから、体の中から完全にウイルスがいなくなるわけではありませんが、発がんのリスクはグンと下がります。毎日飲むだけでいいのですから、抗ウイルス薬の進歩はキャリアの人たちにとって大きな福音です。

最初に登場した「ラミブジン」は、もともとはエイズの治療薬として開発されたものです。それがB型肝炎ウイルスに対しても抑制効果があることがわかり、2000年11月から慢性肝炎に、2005年9月から肝硬変に保険適応となりました。

服用に当たって、ひとつ問題になっているのは、飲み続けるうちにウイルスの耐性ができるケースがあることです。耐性ができると、薬を飲んでもウイルスの抑制効果がなくなります。そこで2番目に登場した「アデフォビル」は、その耐性が出てきた時に一緒に飲む薬として作られました。

現在の第一選択薬は、2006年6月に新たに承認された「エンテカビル」です。非常にウイルスの抑制効果が高く、ほとんど耐性も出ないといわれています。

さらに副作用に関しても、ほとんど心配いりません。ラミブジンで頭痛が多くみられますが、エンテカビルで出ることは稀です。

ただし、いずれも催奇形性《さいきけいせい》があるので、妊娠を希望している患者さんには処方できません。その場合はインターフェロンの使用となります。核酸アナログ製剤のように長期にわたって内服するのではなく、2～6ヵ月をめどに注射をします。インターフェロンはC型肝炎ウイルスの抑制・駆除に使われる注射薬で、日本肝臓学会では35歳で区切りをつけて奨励しています。HBe抗原陽性で35歳未満であればインターフェロン、35歳以上なら核酸アナログ製剤というのが基本的な考え方です。

ここで、肝臓内科でエンテカビルが処方される流れについて、簡単にお話ししましょう。
まず、患者さんの肝臓の状態をエコーとCT検査で診て、合併症がないか、血液検査でB型肝炎ウイルスの量をチェックします。あとは年齢的な問題です。高齢者の場合は飲む必要があるのかどうかを検討して、服用に入ります。

飲むのは一日1回。その都度外来へ足を運ぶ必要はありません。1ヵ月当たりの薬代は約1万円かかります。

何度も言うように、B型肝炎とC型肝炎では発がんまでに違った経過をたどります。慢性肝炎から肝硬変になり、肝臓の線維化が進んだ結果、肝がんができるという階段型の経路を取るのがC型。B型はいきなり発がんのスイッチが入ってしまい、時として正常肝にがんができる場合もあります。それを核酸アナログ製剤によってB型肝炎ウイルスの増殖をグッと抑えることで、肝機能の改善と、発がん率の大幅な引き下げを見込めるのです。

採血した時に、ウイルスの量が低値（2・6LOGコピー／mℓ未満）なら飲む必要はありませんが、ウイルスによって明らかに肝機能障害が起きている場合は、服用の対象になります。

ひとつ気をつけなければいけないのは、服用の中断です。抑制効果があったからといって、くれぐれも途中で勝手に飲むのをやめないでください。核酸アナログ製剤は継続して飲まないと効果が持続しません。自己判断で服用をやめると耐性の問題も含めて危険が伴いますので、何らかの理由で一度服用を中止する場合は、必ず主治医に相談を。

Ｂ型肝炎の患者が１００人いたら、服用する必要があるのは10人ぐらいで、それほど多くありません。ですが、服用対象者にとっては大きな恩恵にあずかれる内服薬です。

第5章　C型肝炎ウイルスと闘う

薬害C型肝炎

ウイルス性肝炎の中で、もっともキャリアの数が多いのがC型肝炎です。その数は日本全国で、およそ200万人といわれます。1988年にC型肝炎ウイルスが見つかり、それ以降の感染は激減していますが、現在、取りざたされている「薬害C型肝炎」は、1969年から1994年頃までの間に、手術や出産時に止血に使われた血液製剤が原因でC型肝炎にかかった方々が全国に多数おられること、危険がわかっていながら野放しにされていたことが問題視されているのです。

C型肝炎ウイルス感染者の8割が慢性肝炎になるといわれ、一度慢性化すると軽いまま経過することもありますが、大部分は進行性で肝硬変に進みます。厚生労働省に突きつけられるのは、現在、肝がん患者の75%は、血液検査でC型肝炎ウイルスに陽性反応が出た人であるという現実です。

C型肝炎は自覚症状がなくても、肝臓の中でウイルスが増殖すると、正常の肝細胞が壊されて、肝臓の組織に線維化が起こります。これが長年続くと肝硬変になり、最終的に肝がんに至るわけです。このウイルスが「サイレント・キラー」と呼ばれる理由です。

C型肝炎ウイルスの模式図

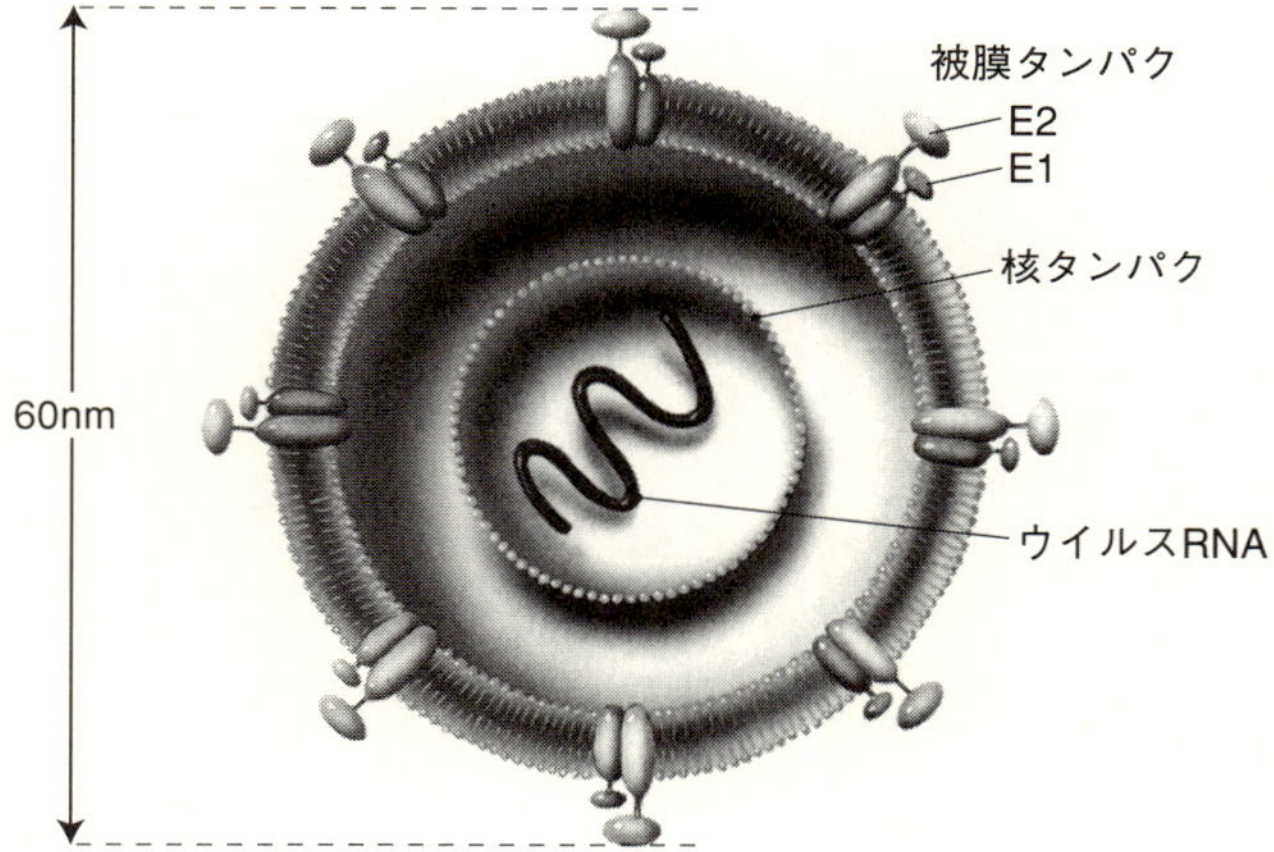

肝炎ウイルスの中で、慢性化する可能性のあるのは、Ｂ型とＣ型であることは、第４章でお話ししましたが、それでは、Ｂ型とＣ型のウイルスは何が違うのでしょうか。ここでは比較しながらその違いを見ていくことにしましょう。

Ｃ型肝炎ウイルスは、どのような構造をしていると思いますか？

大きさが60nm（nm＝10億分の１m）の球形粒子であり、構造的には、外側の被膜の表面に長短２種類の微細な突起をだし、内部に遺伝子のＲＮＡを持っています。一方、Ｂ型肝炎ウイルスはＤＮＡを持っています。ちなみに、エイズウイルスは、Ｃ型肝炎ウイルスと同じＲＮＡからできているウイルスです。血液検査でこれを調べることで、体の中に肝炎ウイルスがいるかどうかがわかるのです。

健康診断などで肝機能の数値が高いと、「一度専門の施設で調べてください」と書かれた診断結果が渡されますが、本人は何も自覚症状がない。ですから、たいていは「これぐらいどうってことないだろう」とそのままにしてしまうのです。

「抗体陽性」の意味

ここでC型肝炎の検査の流れについてお話ししましょう。これは、私たちの消化器外科外来へ来る前の段階。消化器内科（とくに肝臓内科）で行う検査です。知り合いの肝臓内科の先生が担当する外来を例に見ていきましょう。

たとえば、あなたが肝機能が悪いといって外来を訪ねても、いきなりC型肝炎ウイルスのRNAは調べません。

まず、C型肝炎ウイルスの抗体があるかどうか、陽性か陰性かを見ます。陽性反応が出た方は、「C型肝炎の疑いがある」ということになります。ここで初めてC型肝炎ウイルスの量を調べます。それがHCV‐RNA検査です。抗体反応の結果が陰性なら、その必要はありません。

抗体反応が陽性でもすぐにC型肝炎であると診断が確定されないのは、中には何もしないで治ってしまうケースがあるからなのです。自分の力で抗体を作ってウイルスを排除してしまうのです。最近のデータでは、陽性反応が出た人のおよそ20％でウイルスが陰性（つまり自然治癒してしまう）といわれています。C型肝炎ウイルスが発見された当初は、その割合は10％程度だろうと考えられていたのですが、いろいろ調べていくうちに実際はもっと多いことがわかりました。

通常、血液の中に肝炎ウイルスが入ると、抗原抗体反応が起こって、外から侵入した異物である「抗原」（＝ウイルス）が排除されて、異物に対抗するために作られたタンパク質である「抗体」が残ります。B型肝炎ウイルスの場合、HBs抗体陽性というのは、この状態を指します。つまり、一度感染したウイルスは駆逐されて今はいない。あるのは名残の抗体だけです。

ところが、C型肝炎ウイルスの場合は、抗体の陽性反応が出た中に、ウイルスが排除された人と、ウイルスを持っている人のどちらも含まれています。ここが一番わかりにくいところだと思うのですが、要するに、「抗体陽性」という同じ言葉が使われていても、B型とC型では使われている意味合いが違うのです。

Ｃ型の場合は、さらにＣ型肝炎ウイルスの量を調べる検査をして再びふるい分けをする必要がある。そこで「Ｃ型肝炎の疑いがある」といわれた人はＲＮＡ検査をして、ウイルスを持っているかどうかを調べます。これは保険適応で１３００円程度で受けられます。結果が出るまで約１週間かかりますが、どこの病院で受けても、同じようにきちんとした精度で検査結果が出ます。

Ｂ型肝炎と大きく異なるもうひとつの点は、Ｃ型肝炎は、ウイルスを持っていれば、いずれ多くが慢性肝炎になるということです。割合からいうと、陽性反応の出た人の８割。いったん慢性肝炎に移行すると、その大半が進行性で線維化が進み、肝硬変に移行していきます。

ところが、ＧＯＴ、ＧＰＴが高いぐらいでは、通常、一般の内科ではＢ型・Ｃ型肝炎のウイルスのチェックは行わないのです。外科と同じように内科も細分化されていて、一般内科、消化器内科の中に「肝臓内科」を設けている病院も増えてきています。「おかしいな」と思ったら、やはり肝臓専門医に聞くことです。

昭和の輸血は要注意

Ｃ型肝炎とわかれば、今はさまざまな治療ができるようになってきました。厄介なのは、本人がなかなか感染していることに気づかないタイプのＣ型肝炎があるということです。注意が必要なのは、ＲＮＡが陽性でＣ型肝炎にかかっているにもかかわらず、健康診断などで行う血液検査では、長年、ＧＯＴ、ＧＰＴの数値が「正常」というケース。いつ測っても、血液検査の数値は正常ですから、本人に自覚はありません。ところが、肝生検をしてみると、こういう方にも肝臓の線維化が認められ、病状が進行していく場合が多いといいます。

昔は、ウイルスがいてもこの２つの数値が正常なら「肝機能障害はないだろう」あるいは「こういう人は肝硬変にも肝がんにもならないだろう」と考えられていました。当然、Ｃ型肝炎ウイルスを抑えるインターフェロン（１１２ページ参照）は必要ないという指導です。それがこうしたことがわかった5年ほど前から「肝機能が正常であっても、ＲＮＡが陽性であれば治療の対象になる」という治療方針に変わっています。

ここで、疑問を持たれた方もおられるでしょう。ずっとＧＯＴ、ＧＰＴの数値が正常値なら、肝機能は「正常」と診断されるわけですから、ＲＮＡを測る機会がないのではないか、と。そうなんです。健康診断のオプションなど、自分の意思でC型肝炎ウイルスを調べてもらおうと思った方でない限り、調べるきっかけがないために、自覚のないまま過ごしている人が存在する可能性が高いのです。

肝臓の専門医でなければ、なかなかここまで調べませんから、肝機能が正常なら「大丈夫」と帰してしまう内科医もいるはずです。だからこそ、みなさんには過去にどういうことをしていると感染の可能性があるのか、それを知っていただきたいのです。

まず、GOT、GPTが正常でも過去に輸血をしたことがある人。これは日本肝臓学会でも推奨していることです。C型肝炎は血液感染ですから、ウイルスを持っている人の血液が体の中に入らない限り感染はありません。輸血はそのもっともダイレクトな感染ルートです。C型肝炎ウイルスが発見されたのは、1988年1月3日。ちょうど昭和と平成との変わり目に当たる頃です。それ以前の血液製剤にはウイルスが混入している可能性がないとはいえないのです。ですから、昭和の時代に輸血や手術の経験があるという方は、一度検査をしてウイルスのチェックをすることをおすすめします。

また最近、結構多いのは覚醒剤による注射器の回し打ちです。戦時中の売血もそうですが、私たちが小学生の頃は予防接種のワクチンで同じことが行われていました。歯の治療でも同じように注射針の使い回しがされていたら、感染はあり得ます。

なお、B型と違ってC型肝炎ウイルスは性交渉による感染はほとんどありません。夫婦間でも感染がとても起こりにくいことからもそれは明らかです。それでも受ける側に傷があって、血液が入ってしまうと危険が生じることを覚えておきましょう。また、母子感染もまれです。

正常値なら安心か?

では、ここでもう一度話を戻しましょう。C型肝炎ウイルスに感染していても、なぜ肝臓の細胞があまり壊れない人がいるのでしょう。ウイルスの攻撃力に差があるのか、これはまだ医学的にわかっていません。

ただ、間違いないのは、GOT、GPTが高い数値で長年推移した人と、正常値できた人とでは、肝臓が悪化する速度が驚くほど違うということです。

長年、正常値で推移してきた人ほど、かなりゆっくりと線維化が進んで肝硬変になっていきます。逆に、GOT、GPTの数値が高ければ高いほど、さらにその持続年数が長ければ長いほど、肝臓の線維化が速く進んで肝硬変になりやすいのです。第2章でお話ししたように、GOT、GPTの数値が高いということは、肝細胞が生まれる先から壊されている状態が続いていることを意味しますから、それが繰り返されることによって肝臓の組織がダメージを受け、線維化が起こるのです。この線維化がひどく進んだ状態が肝硬変です。

ところで、われわれは、GOT、GPTの「正常値」と当たり前のように言いますが、そもそもこれは人間が決めたものです。GOT（AST）は8～38U／ℓ、GPT（ALT）は4～44U／ℓ。その範囲内にあれば、「正常であろう」と考えられているだけであって、実際本当にそうなのか。正常値の範囲内だから安心なのかといったら、そうとは言い切れない部分がある、というのが正しい解釈かもしれません。細胞が壊れる度合いはそれほど激しいわけではなく、いわゆる正常値の範囲内におさまっている状態にあるのが、「正常値」なのです。言い換えれば、たとえ正常値であっても、肝臓では静かに線維化が進んでいる可能性があるということなのです。とくに肝臓専門医の間では、女性の正常値はGOT・GPTともに20U／ℓ以下であるという見方をされています。

線維化は細胞の「かさぶた」

ここで肝臓のある現象について整理しておきましょう。これまで挙げてきた肝臓特有の現象も、じつに不思議なことばかりで肝臓の七不思議として数えられそうなくらいですが、ここで焦点を当てるのは、肝臓の「線維化」です。これもまた不思議な気がします。肝細胞が壊れると、なぜ線維化が起こるのか。それは、肝臓が壊れた細胞の修復をしようとはたらくからなのです。

細胞修復にはコラーゲンというタンパク質が必要になります。たとえば、転んで膝に擦り傷をつくると、やがてかさぶたができますね。それと同じことが肝臓で起きているわけです。かさぶたは周りの皮膚より硬いでしょう。あれは線維化を起こしているからなのです。絶えず修復を繰り返していると、線維化が進むというのは、ケロイド状の皮膚をイメージするとわかりやすいかもしれません。

修復に使われるコラーゲンは、日頃、女性が塗ったり飲んだりしている美容の潤い成分であるコラーゲンとは違うのです。

この線維化の状態は、わざわざおなかを開いて肝臓を直接見なくても、血液検査によって測ることができるようになっています。たとえば、肝機能障害があってＣ型肝炎の患者さんがいるとします。いろいろなデータからみて、そんなに病状が進んでいないのではないかと思える。では、線維化の度合いはどれぐらいだろうか、という時に調べるものです。血液検査ですから外来で簡単にできます。

その際に見るポイントは3つ。ひとつ目は、線維化の進む速度を反映する「Ⅲ型プロコラーゲン」で、コラーゲンと一緒に作られて血液中に流れ出てきます。2つ目は、肝臓の線維化の程度を推測する「Ⅳ型コラーゲン」。これは肝臓の中にあるコラーゲンが分解されてできるものです。そして3つ目は、肝臓が線維化を起こす時に多く作られる「ヒアルロン酸」です。

コラーゲンが関与する前者2つは、肺に線維化が起きた時や、膝の関節が線維化を起こしている時でも数値が上がってきます。肝臓で特徴的に上がるのは、3つ目のヒアルロン酸です。本来は肝臓で分解されるのですが、線維化が進んで肝機能が低下すると、分解しきれず血液に流れ出てくるので指標として一番わかりやすいのです。ただし、これも美容成分でお馴染みのヒアルロンサンとは違います。

ウイルス感染のリスクを下げる

章の最後で、患者さんから外来でよく聞かれることもまとめておきます。

やはり、もっとも気になるのは感染の原因です。よく「体の中に入らなければ」という表現が使われますが、Ｃ型肝炎は血液感染ですから、自分の血管の中にウイルスを持った血液が入らなければ感染しません。くしゃみ、せき、抱擁、キス、飲み物、食べ物、性行為、これらではうつりません。ダイレクトに血液に入ってこない限り感染は考えられないのです。空気感染もあり得ません。

　では、血液感染といっても、どの程度なら心配なのか。口の中へ入ったぐらいでは感染しません。ただし、血液が体の血管の中に入ってしまうような行為であれば、リスクは高まります。口の中に傷があれば、そこから血管に入る可能性はあるのです。

　たとえば、過去に実際起きたケースでは、父親がＣ型肝炎で、同じヒゲ剃りを使っていた息子が感染したということがありました。バーッと水をかけて洗い流したり、熱湯をかけて肉眼では血液が除去されているように見えても、完全ではありません。ウイルスは残っているのです。同じようなことでいうと、銭湯に置いてあったヒゲ剃りをサーッとお湯をかけて使ってしまうのも同様です。こうした衛生観念はぜひ覚えておいてください。

　もう一度、まとめましょう。ウイルス感染のリスクが出て来るのは、受ける側の出血を伴う行為です。血液感染にしても、まったく正常な粘膜であれば混じりようがありません。夫婦の間にしても、通常のセックスではうつらないわけですが、気をつけなければならないのは、たとえば女性が生理だった時。自分の性器に傷があるかどうかなんてわからないわけですから、その際に感染する可能性はゼロとはいえません。

ピアスもそうです。病院で開けてもらう分には心配いりませんが、医療機関ではないところで開ける際に器具が感染していないかどうかが問題になります。若い人の間で流行《はや》っているタトゥーもそうです。

こうした条件がそろえば、感染に年齢は関係ありません。何歳であっても感染はあり得るのです。

第6章　C型肝炎の超最新治療

インターフェロンの効果

この章では、C型肝炎の最新の治療法についてみていきます。「インターフェロン」という言葉だけが独り歩きをして、「聞いたことはあるけど、どういう薬なのかわからない」という方は、意外と多い。「飲み薬なの注射薬なの?」「B型とC型のどちらの肝炎にも効くの?」という疑問もよく耳にします。

インターフェロンは、C型慢性肝炎の患者さんでウイルスの増殖を抑え、駆除する注射薬です。ウイルスが減少するだけでなく、ウイルスを完全に体から除去できることもあります。C型肝炎の治療法で、もっとも効果があるのがインターフェロンなのです。根源を絶つことができるため、発がんを抑制することにもなる。こうした効果が期待できるのは、現在インターフェロンだけです。また、腎がん、皮膚がんなど一部のがんには、抗がん剤としても使用されています。

じつは、この薬剤のベースになっているのは、私たちの体の中で作られているタンパク質の一種なんです。これを肝炎の注射薬として応用したのがインターフェロン製剤です。

第一選択薬となっているのは、「ペグインターフェロン」という新しい薬剤(注射薬)と

「リバビリン」という抗ウイルス剤（内服薬）の併用療法です。週１回の注射と毎日の内服で治療を１年続けることによって、現在はもっとも治りにくいとされる「１型・高ウイルス」の患者さんの約50％で「Ｃ型肝炎ウイルスが消える」のです。

次に多い「２型・高ウイルス」の患者さんには約70％に効果があります。肝機能改善の点からも両者の結果を合わせると60％。つまり、いまやインターフェロンは「３人のうち２人に効く」という時代になりました。

20年前は肝炎に対する治療法がなくて肝不全で亡くなる方がたくさんいました。それが15年ほど前にウイルスを駆除する治療法としてインターフェロンが登場しました。当初は10％ほどの有効率だったものが、いまは50％を超えるレベルまできたのです。

初期のインターフェロンは、週３回の注射が必要でした。半年から１年は続けなければいけませんから、患者さんにとっては時間的な拘束に加えて肉体的な苦痛、そして必ず効果があるかどうかもわからないという精神的負担が伴いました。それが、ペグインターフェロンというインターフェロンにポリエチレングリコール（英語の頭文字でＰＥＧ＝ペグ）という物質を付けた新薬ができ、インターフェロンの体からの排泄がゆっくりとなり、効き目が持続するようになったのです。いままでは週１回の注射で済むようになり、治療成績も３人に２

人と大きく進歩したのです。

導入時は2週間の入院をして、外来に切り替えたら、半年～一年は続ける必要があります。この薬を使う時は必ずリバビリンを服用することが義務づけられています。

こうして治療効果が大きく向上したことに加えて、2004年12月から保険適応になったことで、患者さんにとってだいぶ垣根が低くなりました。昨年、2007年上半期にインターフェロンの治療を受けた人は、3万4000人。そのうちペグインターフェロン＋リバビリンの治療を受けた人が2万3000人います。


治療期間と費用は？


C型肝炎ウイルスは、はじめに触れたように、1型・2型という2つの遺伝子型と、ウイルス量の高い・低いによって、合計4つのタイプに分類されます。もっとも治りにくいのが、1型でウイルスが多い「1型・高ウイルス」。一番治りやすいのが、2型でウイルスが少ない「2型・低ウイルス」です。

治療を受けている患者さんの割合をみると、1型、2型のウイルスのおおまかな比率は7：3。どちらも高ウイルスの人が圧倒的に多いのが特徴です。

さて、こうした肝炎ウイルスのタイプを調べたり、インターフェロンの治療を実際に行うのは病院のどこかというと、内科（消化器内科や肝臓内科）になります。二人三脚の治療になりますから、医師との信頼関係も治療効果を上げるうえで大切になるでしょう。できるだけ、肝臓専門医にかかり、対話を重ねることが大切です。

治療期間は、最低6ヵ月は必要ですが、その間にかかる費用は、ペグインターフェロンとリバビリンを併用した場合、6ヵ月の治療で約60万円、1年の治療なら約100万円です。

これで副作用も克服できる

3人に2人は治療効果があるというインターフェロン。副作用はどうなのでしょうか。肝臓内科の先生に聞いてみると、副作用は個人差が大きく、かなりきつい人、ほとんどない人、患者さんの性別、体質、性格等々によって、本当にさまざまだといいます。

インターフェロン治療の選択

	遺伝子1型	遺伝子2型
高ウイルス	ペグインターフェロン ＋ リバビリン併用	ペグインターフェロン ＋ リバビリン併用
	12ヵ月	6〜12ヵ月
	有効率50％	有効率70％
低ウイルス	ペグインターフェロン	ペグインターフェロン
	6〜12ヵ月	6ヵ月
	有効率80％	有効率90％

〔厚生労働省ガイドライン2006年より抜粋〕

概要をまとめてみると、最初はどんな人にも副作用は出るようです。それが2～3週間経過するにつれて落ちついてくる。「わりと何でもない」というのは、男性で、比較的年齢の若い人に多い傾向があります。

じつは、副作用は圧倒的に女性に多いのです。これは女性ホルモンが影響しているのかもしれませんが、はっきりとした原因はいまのところわかっていません。

主な症状は、悪寒と発熱、関節痛、筋肉痛など。インフルエンザに近い症状が出ます。注射をして2時間ぐらいでガタガタと震え出し、一気に40℃ぐらいの高熱が出る人もいれば、打って10時間ぐらい経ってから発熱してくる人、あるいは、打った日は何でもないのに翌日に38℃ぐらいの熱が出る人と、本当に人それぞれです。

ここを乗り切って3～4週間が経過すると、体も慣れてきますから症状が軽くなる人が多いようです。ただ、あまりにもつらいという場合は、いま挙げたインフルエンザのような症状も、消炎鎮痛剤によって緩和したり、人によっては完全に抑えてしまえるので、がまんせず、遠慮なく主治医に相談しましょう。

通常インターフェロンをスタートする際、患者さんは2週間ほど入院して、注射を打って何時間後にどのような症状が出るかなどをチェックされます。ある程度その患者さんの傾向がわかると、次にインターフェロンを打つ時には、たとえば、「あなたの場合はこのタイミングで熱が出るので、30分前に解熱剤を飲んでください」というように具体的な副作用の軽減方法を説明して、患者さんには事前に薬を飲んでもらうのです。そうすると、患者さんは「最初より体が楽だな」という実感を持ちます。こうすれば副作用を抑えられるということを患者さんが体験したうえで退院になります。こうすると、たいていの方はがんばって長い治療期間を乗り切れるといいます。

インターフェロンの治療中は、体さえつらくなければ、適度な運動は差し支えありません。食事は、鉄分を多く含む肉や魚の内臓などは控えたほうがいいでしょう。123ページでくわしくお話ししていますので、ぜひ参考にしてください。

なお、アルコールは肝臓の負担が大きいので治療期間中は厳禁です。ウイルス性肝炎の人は飲酒を続けていると、肝臓の線維化を促進して肝硬変への移行を速めてしまうのです。ウイルスが陰性化すれば、おいしく飲めるようになりますから、治療前・治療中はがんばってお酒は断つようにしてください。

知っておくべき注意点

続いて、インターフェロンの注意点に触れておきましょう。

ペグインターフェロンは、慢性肝炎の患者さんを対象にした薬剤のため、肝硬変の患者さんには使用できません。また、甲状腺などのホルモン関係に異常がある場合や、心筋梗塞をはじめとする重い心臓病、脳出血などの脳血管障害を患ったことのある方にも、処方できないことになっています。

それには、次のような理由があるからです。インターフェロンによって白血球や血小板が減ることに加え、併用することになっているリバビリンによって貧血が起きるのです。後ほど説明しますが、肝臓病の患者さんに限っていえば、貧血はむしろ肝臓にいい作用をおよぼします。本来は副作用ですが、たまたま肝臓にはプラスの効果に転じているのが面白いところです。

ただ、ここからが問題です。白血球が減るということは、感染を起こしやすくなります。同時に、血小板が減れば出血のリスクも上がるのです。もちろん、きちんと管理されたうえで安全を確認しながら治療は進めていくわけですが、リスクはゼロではありません。貧血が進むと、心臓に負担がかかります。ですから、弁膜症など重度の心臓病や、過去に心筋梗塞になったことがある人は、インターフェロンは対象外なのです。

うつ症状への事前対策

それから、もうひとつ、人によっては副作用としてうつ症状が出て来ます。そのために治療を中断せざるを得ない患者さんも中にはいるのです。その対応策として、インターフェロンを注射する前には必ず、うつの兆候や重さの段階を調べるテストをしている施設もあります。「朝起きると憂鬱《ゆううつ》である」とか10項目ぐらいの質問に答えてもらって点数化するものです。5項目以上に該当した人には、インターフェロンを始める前に、メンタルクリニックへかかってもらうと、一見普通に見えていても、「うつ病です」と診断されて帰ってくることがある。その場合はインターフェロンの治療は行えません。割合からすれば、9割以上は「大丈夫です。慎重に進めてください」という診断で治療に入れるのですが、うつ症状が出る可能性がある方を、事前のこうしたスクリーニングにより察知できるのです。

それでも治療を進めていくと、どうしても抑うつ傾向が出てくるようです。知り合いのドクターは、その都度、うつのテストをして慎重に治療を進めているようですが、こうした治療の進め方や副作用のコントロールを含めたトータルケアは、どこで受けても同じというわけにはいきません。病院や担当医によって違いがあるのは事実です。同じ薬であっても、担当医の知識と経験によって、患者さんが心身とも楽な状態で治療を受けられるかどうか、またその治療効果にも差があります。

治療を続ける中で、患者さんにどうしてうつ症状が出てくるのか。これはまだわかっていません。これはインフルエンザの薬剤であるタミフルの問題と同じです。若者が服用後、窓などから飛び降りるという異常行動に走ってしまうのは、薬のせいなのか、インフルエンザウイルスのせいなのか。専門家の間では、体内に増殖したウイルスが薬によって大きく減少する時に、脳で何かが起こるのではないかと考えられているようですが、まだ解明されていません。

治療を受けるタイミング

インターフェロンは、この数年で大きく位置づけが変わりました。保険適応になり治療を受けやすくなったこと。また、実際の治療効果に期待が持てるようになったことで、積極的にインターフェロンにトライする患者さんが増えています。

その一方で、「もう少し待てば、さらに副作用が少なくて効果の高い薬ができるのではないか」「いまは様子見という選択肢もありませんか」と治療を迷う患者さんもいます。お気持ちはよくわかります。

肝臓内科の先生方にいろいろ話を聞いてみると、いま出ている一番効果の高い治療を受けたほうがいいという意見が多いのです。たとえば、治療を迷っているのが2型・高ウイルスのタイプの方だとします。データ上は70％の人に効果があると出ていますが、裏を返せば30％の人には効かないわけです。その方がはたしてどちらに入るのか。それは治療を始めてみなければわかりません。それなら、いまある薬で効果が出ればラッキーだったといえるでしょうし、仮にウイルスが残ってしまったとしても、この先に期待できる治療が出てくるかもしれない。それならば、まずいまある一番いい治療にトライするべきだと。その通りだと思います。

今後は、ペグインターフェロンの種類が増えていくといわれています。現在、日本で使われているのは2種類ですが、次世代型ができて効き目もよくなってきていますし、薬の組み合わせ方によってより大きな効果も期待できます。

治療中にうつ症状が出てしまったり、ほかの理由でインターフェロン治療ができなくなった方も、どうか元気を出してください。あきらめる必要はありません。インターフェロン治療ができなくても、次に打つ手はあるのです。

たとえば、治療途中にうつ症状が出て、インターフェロンの治療を中止した人がいるとします。この場合、GOT、GPTの数値を内服薬によってコントロールしたり、ミノファーゲンCという肝機能改善薬の注射を打つなど、その方に合わせた方法を模索することは可能です。

さらに、いかに肝機能を悪くしないようにするか。栄養学的な治療も含めて、C型肝炎の治療は大きく進歩してきています。主治医との信頼関係をしっかり作って、相談しながら希望を持って治療を進めてください。

GOT、GPTの数値を正常値にするに越したことはありません。線維化が軽い場合は、数値が80U／ℓを超えないようにすることが重要です。インターフェロンでC型肝炎ウイルスを消すことはできなくても、線維化が軽い方なら、GOT、GPTの数値が80を超えて推移していく人と、80以下に抑えられて推移していく人とでは、将来的に肝臓に起きる線維化の程度が大きく異なるのです。

もし、副作用の影響でインターフェロンを断念し、GOT、GPTの数値が高いという方がいたら、かかりつけの医師にそのコントロールをお願いしてください。線維化が中等度〜高度である方でも、なるべく正常値を保ったほうが安全とされています。

ここまでお話ししてきたように、C型肝炎の治療は「ここさえ押さえておけば」というポイントがたくさんあります。次の項もそれに該当する話です。正しい知識が大切であることをより実感できる話ではないかと思います。

お酒と同じくらい怖い鉄分

貧血気味の人には、よく「レバーを食べなさい」といいます。いうまでもなく、レバーには鉄分が多く含まれているからですが、この鉄とレバーの関係。じつは、あなたのおなかの中にも当てはまることなのです。人間の肝臓も食事で摂取した鉄を蓄えます。健康な人や貧血気味な人にとって、鉄は積極的にとりたいミネラルですが、慢性の肝障害のある方にとって、鉄はお酒と同じくらい怖いのです。

とくにC型慢性肝炎の患者さんは、肝臓内に鉄が非常にたまりやすくなっています。そのくわしい理由はわかっていませんが、この「鉄沈着」が問題なのです。ですから、日頃の鉄分摂取に注意が必要になります。

「いったい、鉄の何がいけないの？」と不思議に思いますよね。じつは肝臓に鉄がたまると、酸化ストレスという病気や老化を促進する物質が生じて、肝臓の線維化を進めてしまうのです。C型慢性肝炎の患者さんで、鉄が過剰にたまっている人と、そうでない人を比較すると、線維化が進むスピードがまったく違うのです。明らかに、鉄の少ない人のほうが進行が緩やかなのです。

何度もお話ししたように、肝臓の線維化が進めば、肝硬変に移行しやすくなり、発がんリスクは上がります。医療現場では、慢性肝炎の患者さんに対して鉄を肝臓から取る「除鉄」という治療をすでにしているぐらいです。

一日7㎎以下を目標に

日常できることで考えてみましょう。もっとも手っ取り早く効果が出るのが食事です。日本人の一日当たりの鉄の基準摂取量は10～12㎎。これを7㎎以下に抑えるようにします。家庭できっちり量ることはむずかしいので、おおよその量になりますが、次のような目安を知っておくだけで違うのではないでしょうか。

たとえば、レバーやほうれん草に鉄分が多いことは、誰でも知っています。ところが、ほうれん草はいくら食べたところで、体に吸収される量はたかが知れているのです。それよりも、納豆や、シジミ汁、とうもろこしなどの鉄分摂取を気にする必要があります。飲み物ではココア、お菓子ではチョコレート。あとドライフルーツもそうです。水分を飛ばしてギュッと凝縮したものですから、これはわかりますよね。ドライフルーツ入りのシリアルには1回の食事分で約4mgの鉄が含まれています。

それから、健康にいいといわれている青野菜の濃縮汁も肝障害の観点からするとイエローカードです。大量の野菜を濃縮した粉末ですから、1回分の中の鉄含有量はこちらも約4mgと高め。まさに鉄を飲んでいるようなものです。一日7mg以下を目標とすると、ドライフルーツ入りのシリアルと青野菜の濃縮汁だけですでにオーバーしてしまいます。もうひとつ、意外なところでは、ウコンも鉄の多い代表格です。お酒の前に飲むといいといわれているのは、大きな誤解なのです。

もう一度まとめますが、健康な方は何も気にする必要はありません。鉄欠乏性貧血で何とか鉄の吸収を上げなければいけないという人は、むしろ積極的にとったほうがいい。ただ、肝臓病の人は、まったく同じことをするわけにはいかないのです。

ちなみに、一番鉄を多く含む食べ物は何だと思いますか？　一般的な食品成分表ではわかりにくいのですが、「魚の内臓」なのです。つまり、丸ごと食べる煮干しや、いりこで取った出し汁には鉄分が多く含まれているのです。焼いて内臓を一緒に食べてしまうようなイワシや鮎などの魚も鉄分の多い食品になります。

「体によかれ」を見直す

レバーに青野菜の濃縮汁、納豆、体にいいと思ってしていたことが、ことごとくダメなんて……とショックを受けている方がいらっしゃるかもしれません。私の友人もそのひとりです。朝は、必ず青野菜の濃縮汁を1杯飲み、味噌汁の出し汁はいりこで、納豆も欠かさず食べます。肉より魚のほうが体にいいだろうと、頭から丸ごと食べられる焼き魚を積極的にとり、ウコンの錠剤を携帯してお酒を飲む前には必ず服用していました。脂肪肝とわかってからは、体のためにと、より一層こうした食事を意識してとっていたといいます。

彼に限らず、健康のために、体のためにと、選択していたことが、ことごとく肝臓にはマイナスだったという人は、たくさんいるのではないでしょうか。いえ、いまだにそうとは知らずに続けている人のほうが多いかもしれません。

でも、誤解しないでください。「これでは何にも食べられない」と悲観する必要はありません。過度の心配は無用です。レバーだって、鮎の塩焼きだって、たまには食べたいでしょう。毎日でなければいいんです。それを一切がまんして、「今日から一切口にしない」なんていうのは、じつにナンセンスです。そんなことはおすすめしません。

ただし、肝臓によかれと思って積極的にとっているとしたら、ごく普通に戻してください。あるいは、あなたの好物の中に鉄を多く含む食品が含まれていたら、今日からほんの少し気をつけてくだされぱいいのです。

繰り返しますが、鉄がよくない、というのは肝機能に異常がある人に限ったことですよ。健康診断でGOT、GPTの数値がずっと80U／ℓ前後、もしくはC型肝炎ウイルスのキャリア。この方たちがある程度、食事のうえで鉄を抑えたほうがいいというのは事実ですし、アルコール性肝炎や脂肪肝、慢性肝炎や肝硬変の患者さんは、自分の体のために知識として知っておくべきだと思います。ちなみにアルコール性肝障害の方がもっとも肝臓に鉄がたまりやすい、といわれています。

ビタミンCの思わぬ効果

あれもダメ、これもダメと学校の校則のような堅苦しい章になってしまいましたが、これを知って実践するか否かで肝機能に差が出るとしたら、元気を買ったようなものだと思いませんか。「知らないというのは怖いこと」です。あなたの肝機能のために、最後にもうひとつだけお話ししておきましょう。

もし、肝臓のためによかれと思って、ビタミンCも積極的にとっているとしたら、これも積極的な摂取をやめて、ごくごく普通に戻すようにしてください。ビタミンCは、鉄吸収を促進させる効果がある成分です。肝臓病の人がとり過ぎると、これもかえって逆効果になります。せっかく除鉄をしようと鉄分をセーブしていても、何も知らずにビタミンCを多くとっているだけで、鉄を排除するどころか、吸収力アップに自ら貢献していることになってしまうのです。せっかく目的地へ向かうレールが敷かれていて走る気も満々なのに、知らずに逆走するアクセルを踏んでしまってはもったいない。日頃の食生活に目を向けられる人は、体のための努力を惜しまない意志と行動力を持っているのですから、ひとつでも多くプラスの効果へもっていきましょう。

慢性肝炎と診断されている場合は、鉄は血液検査で必ずチェックする項目です。自分は肝臓に鉄が多いほうなのか。気になる方は、血液検査で「フェリチン」（鉄分を貯蔵するタンパク質で肝障害の時に高くなる）の数値を見れば簡単にわかります。肝臓内科の外来では、フェリチンの数値が高いと、低鉄食といって、これまでお話ししてきたような鉄の少ない食事の指導を行っています。食生活が改善されてくると、徐々にフェリチンの数値は下がってきますし、明らかに肝機能もよくなります。低鉄食は日本肝臓学会でも推奨していることです。また、最近は肝臓病の人向けの食品成分表も市販されていますので、ぜひ参考にしてみてください。

鉄は血液を抜いて下げる

鉄に関するお話は、肝臓内科で行われている即効性の高い治療法を紹介して、まとめとしましょう。ウイルス性の慢性肝炎の場合は、GOT、GPTの数値がなかなか下がらないので、場合によっては食事療法だけでなく、もっとダイレクトな治療を行います。「瀉血《しやけつ》」といって、採血をして体内から血を抜くのです。えっ!? と驚かれるかもしれませんが、2006年に保険適応になっている治療法です。週に何度か血を抜くことによって、体内に流れる血液から鉄が減ると、肝臓はその減った分の鉄を肝臓内にある鉄から血液に補おうとします。それで肝臓にたまった鉄が大きく減るのです。

採血の量やペースは、年齢や性別、体格などによってかなり違います。たとえば50歳の男性で体重が70kg程度の方では、1回の瀉血量は150〜300cc。週2回のペースで1ヵ月間行うというのが、一般的な瀉血治療です。

そして、瀉血治療の際は同時に低鉄食の指導をします。改善値としての目安は、フェリチンが10ng／mℓ。これは250ぐらいまでが正常値ですが、ひどい人は1000とか1500に上がりますから、それはもうみるみるよくなります。

GOT、GPTの正常値は、病院によって多少のばらつきがあるものですが、基準値は40前後。γ-GTPは女性と男性では数値が違います。女性の場合は30以下。40を超えていたら肝機能障害があるといっていいのではないかといわれています。

瀉血治療は、保険適応とはいえ、どこの病院でも受けられる治療ではありません。肝臓を専門にした内科医がいないとできない治療です。採取した血液の廃棄処分の問題もあるので、それなりの設備を整えたところでないとむずかしいでしょう。また、採血の量や治療のペースも病院によって違いがあります。

しかし、C型肝炎ウイルスが陽性で、これからインターフェロンの治療を受けるという患者さんには、まず瀉血をして、それから治療に入るという大学病院なども出てきていますから、これからの治療のオプションともいえそうです。いろいろな理由でインターフェロンができないという患者さんもたくさんいらっしゃいます。そういう場合は、なるべくGOT、GPTが下がるような治療をしたり、肝臓から鉄を減らしてなるべく少ない状態に保たせるような治療をしていかなければなりません。

第7章　肝がんでもあきらめるな！

忘れられない肝がんの男性

私のもとに来られる患者さんは、ほとんどの方が「がん」です。肝がん、胆道がん、膵がん。とくに肝がんは、非常に手術の時間がかかります。血の塊のような臓器を、なるべく出血が少ない状態で手術をするためには、平均6～8時間。時には12時間以上かかって行う手術も決して珍しくありません。執刀医としては、こうした大変な手術を乗り越えて、みなさんが元気に笑顔で退院してくださることほど喜ばしいことはないのです。

これまで肝がんの手術をしてきた患者さんは2000人ほど。どの方のお顔も覚えていますす。忘れられない患者さんはたくさんいらっしゃいますが、ここでは深く胸に刻まれているおひとりの方についてお話しします。

私が肝がんの手術を初めて手がけたのは、国立がんセンター中央病院でした。外科医になって7年目の1987年。肝臓外科グループにチーフ・レジデント（がん専門修練医）でいた時のことです。患者さんは50代の男性。がんは直径15㎜という当時では非常に珍しく小さながんでしたから、初期のがんということで私に執刀医の役目が回ってきました。

それまで胃腸の手術の経験はありましたが、この患者さんは、私にとって肝がん手術の一歩を踏み出す第1例目。執刀前からそんな個人的な思いもありましたが、忘れられない理由はそれだけではないのです。この方は非常に特殊ながんのケースでした。

手術で取ったがんは、たしかに小さかったのですが、すでに血管の中に入り込んでいました。これはがんの大きさにかかわらずタチがよくないのです。おそらく、手術をする前から目には見えない多数のがんの転移が肝臓内に散っていたのだと思います。手術が無事済んで、10日後にごく普通に退院されたのですが、わずか3ヵ月で再発して戻ってこられて、ひどくがっかりしたのを覚えています。あっという間にがんが全身へ広がり、半年ほどで亡くなってしまったのです。

20年前は直径5㎝のがんでも「小肝がん」と呼ばれ、とくになかなか見つからない2㎝以下のがんには「細小肝がん」と名前が付いていた時代です。2㎝以下はがんとしては、もっとも早期の段階であるステージ1。この方のがんは直径15㎜ですから、初期の初期に当たりました。偶然、エコー検査で見つかったのですが、当然、まだ自覚症状もない状態です。

手術で完全に取り切れていましたから、私も手術のサポートをしてくれた指導医も治ったつもりでいました。ただ、がんの一部が門脈という血管に入っていたので、「嫌だな」と思ったことは覚えています。

ショックでしたね。私にとって最初の手術となった肝がんの患者さんが、こういう経過をたどられたというのは。何ともいえない思いが残りました。奥さんががっくりと肩を落として帰られた後ろ姿を今でも覚えています。とても顔を見られませんでした。

たしかに私たちが精一杯努力しても、中には元気で帰れない方もいらっしゃいます。今の医学ではどうすることもできなかった患者さんを、ご家族を、忘れることはできません。私たち外科医の記憶に鮮明に残るのは、手術がうまくいって元気に帰られた方より、むしろこういう方たちなのです。

現在は、ステージ1の肝がんなら手術後の五年生存率が90%を超える時代になりました。ただ、稀にこういうケースがあるので、見つかったがんが小さいからといって、安心してはいけないと思っています。

一般的に、がんは小さいうちに見つけて手術するに越したことはないのですが、稀にこの患者さんのような特殊ケースもある。そこががん治療のむずかしいところなのです。がんはステージを基に総合的に診断して治療方針を決めるわけですが、手術をして初めてわかることもあれば、病理検査の結果によってわかることもある。また、予測のつかない事態も起こります。ですから、医者も患者さんも予断をもって思い込んではいけない。そういう思いで日々の診療に当たっています。

同じ轍《てつ》は踏まず、必ず明日に生かすように、何とか一人でも多くの方が元気で帰れるように。その思いは20年経った今も変わらず、つねに私の胸にあります。

原因がわかる唯一のがん

肝臓にできる腫瘍は、「がん」だけではありません。10種類以上もある腫瘍のうちのひとつが肝がんです。中には血管腫という良性の腫瘍もあり、良性ですから、原則的には手術しないものです。大きくなり過ぎて張って痛みがあるとか、血管腫のために貧血が起こるなど、稀なケースでない限り、外科の病気ではありません。

でも、世間には、なぜか血管腫で手術をしている方が結構いらっしゃる。昔は患者さんに「がん」とは言えなかったので、ご家族には真実を説明しても、本人には血管腫と言うことが多かったのです。

インフォームドコンセントやセカンドオピニオンがこれだけ広まり、今でこそ当たり前のようになっていますが、患者さんに対してがん告知が行われるようになったのは、まだわずか10年ぐらいのことです。私ががんの治療を始めた20年前は、国立がんセンターを含め全国でも数病院しか告知をしていませんでした。ですから、いまだに「自分は血管腫の手術をした」と誤解されている方も多いと思います。さすがに今はもうないですが、これも「昔の常識＝今の非常識」なのかもしれません。「がん」という言葉を口にすることすらタブーだった時代からすると、肝がんの診断と治療は、日進月歩、目覚ましいスピードで進化しています。

肝がんの発生は毎年3万人

毎年、新たに肝がんと診断される人は、全国で約3万人。1975年以降、その数は年々増えています。そのうちの9割が「肝細胞がん」で、一般的に「肝がん」と呼ばれているのは、この肝細胞がんのことです。三大好発地帯は、近畿、広島、北九州で、住民10万人当たり年間の肝がん発生数は40人以上です。

そもそも、がんはなぜできるのか。これだけ医学が進歩してきたいまでも、その原因はわかっていません。考えてみてください。胃がんや大腸がん、乳がんにしても、なぜがんになるのか、本当のところはまだよくわかっていません。医学が進歩した今でも、がんというのは、原因がわからないものなのです。

日本の肝がん

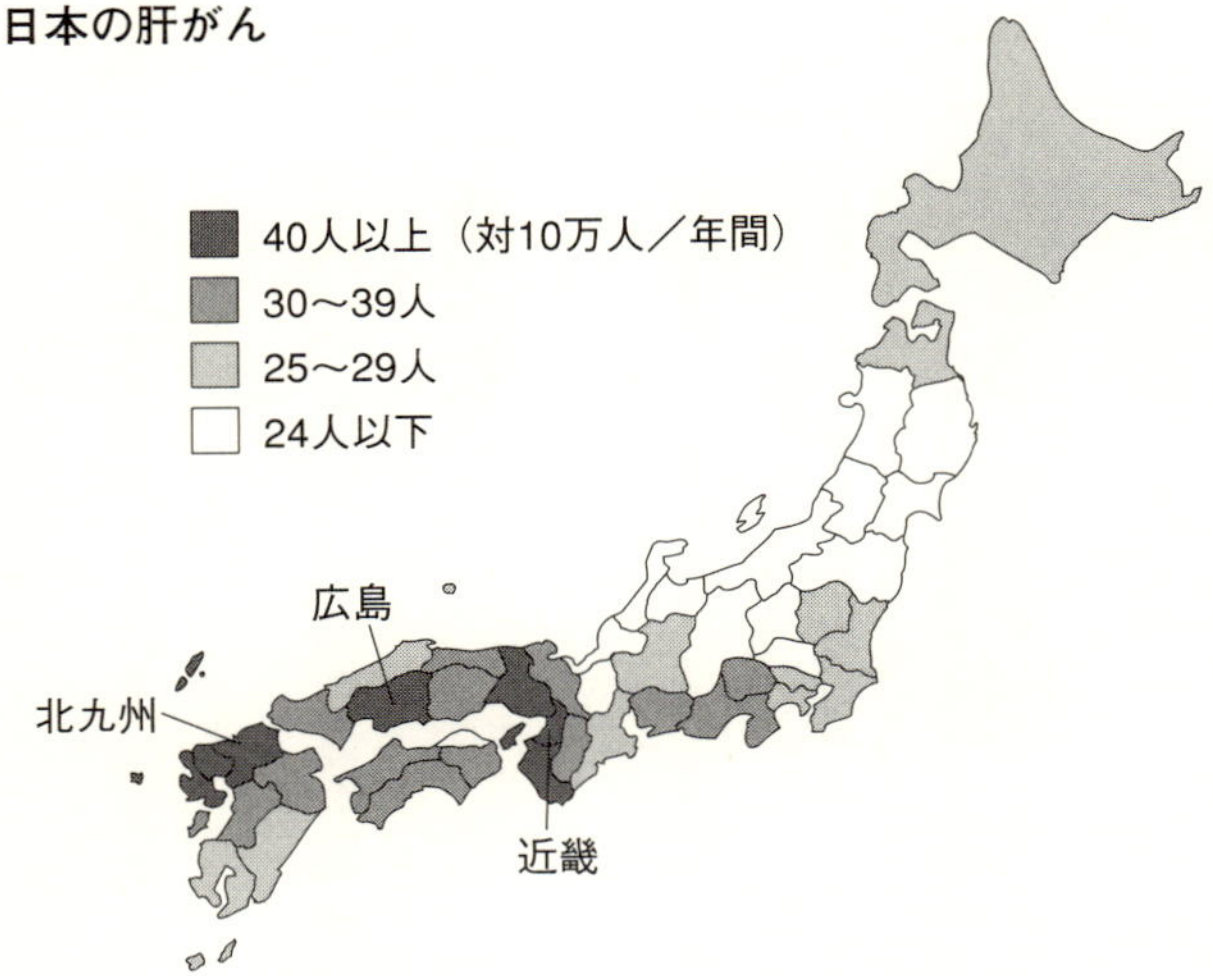

それが、肝がんに限っていえば、その原因の90％は肝炎ウイルスなのです。肝がんの好発地帯と肝炎ウイルスの蔓延地帯とはピタリと一致するのです。根っこにあるのは、B型・C型肝炎ウイルスで、どれぐらいの確率でがん化し、どれぐらいの期間を要するのか。その流れもおおまかにわかっているという非常に特殊ながんなのです。将来的にがんになるリスクの高い人が、あらかじめわかる唯一のがんともいえるでしょう。そういう方々には、定期的に血液やエコー検査でチェックしたり、インターフェロンを打ったり、事前対策がとれるところまできています。

欧米と比較しても、現在、日本の消化器がんの治療レベルはトップクラスです。治療レ

がん死亡数（2005年）

32万5885人（男性19万6577人、女性12万9308人）

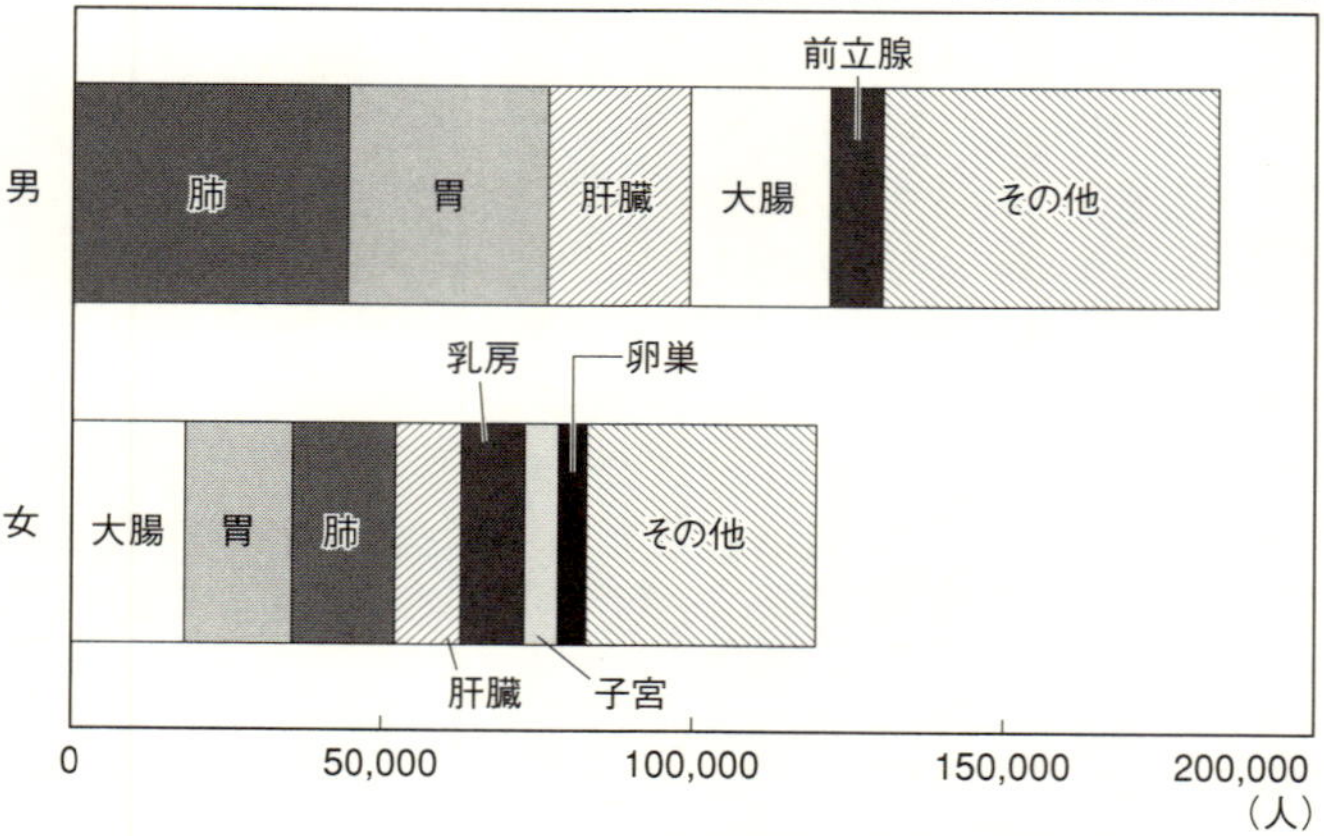

〔厚生労働省平成17年人口動態統計より抜粋〕

ベルは、病気が多いところに比例して、高まるものなのです。たとえば、大腸がんや乳がんはアメリカに多く、治療もアメリカがメッカです。困っている人を助けたいと思うから研究や治療が進むのです。東南アジアに多い肝がん治療に関しては「日本が世界のトップ」です。

それでも、日本人の死因の第1位はがんであり、年間約33万人の方が亡くなっています。日本に多いがんは、上のグラフのように、男性では、肺、胃、肝臓、大腸の順であり、女性では、大腸、胃、肺、肝臓、乳房の順となっています。

肝がんは1975年から男女ともに増加しており、2005年には、男性で人口10万人当たり38人（全体で約2万3000人）、女性で17人（全体で約1万1000人）が亡くなっています。

肝がん特有の手がかり

では、ここでがんの治療とも大きな関わりのある、肝がん特有の構造について説明しましょう。

通常、肝がんというのは、がんの塊の周りを覆う厚い膜（被膜）を持っています。その被膜の中で徐々に膨らみながら増大していくため、膜の外に飛び出すことは少ない。ただ、この膜を破って、血管に入ってしまうタイプのがんがあります。「門脈腫瘍栓《もんみゃくしゅようせん》」といって、動脈硬化でいえば粥《かゆ》状の塊「プラーク」に相当するものです。

肝臓には無数の血管が張り巡らされていますが、その中で、腸で吸収した栄養分を含んだ血液を肝臓に運ぶ役目の「門脈」という血管があります。ここにがんが入り込んで塊を作り血管を塞《ふさ》いでしまうのが門脈腫瘍栓です。ちょうど堤防が決壊して、近くの川に土砂が注ぎ込んで、流れがつまってしまっているようなイメージに近いですね。

これは肝がん特有の現象です。直径3㎝までの肝がんではまず起こらないのですが、もっ

肝がんと門脈腫瘍栓

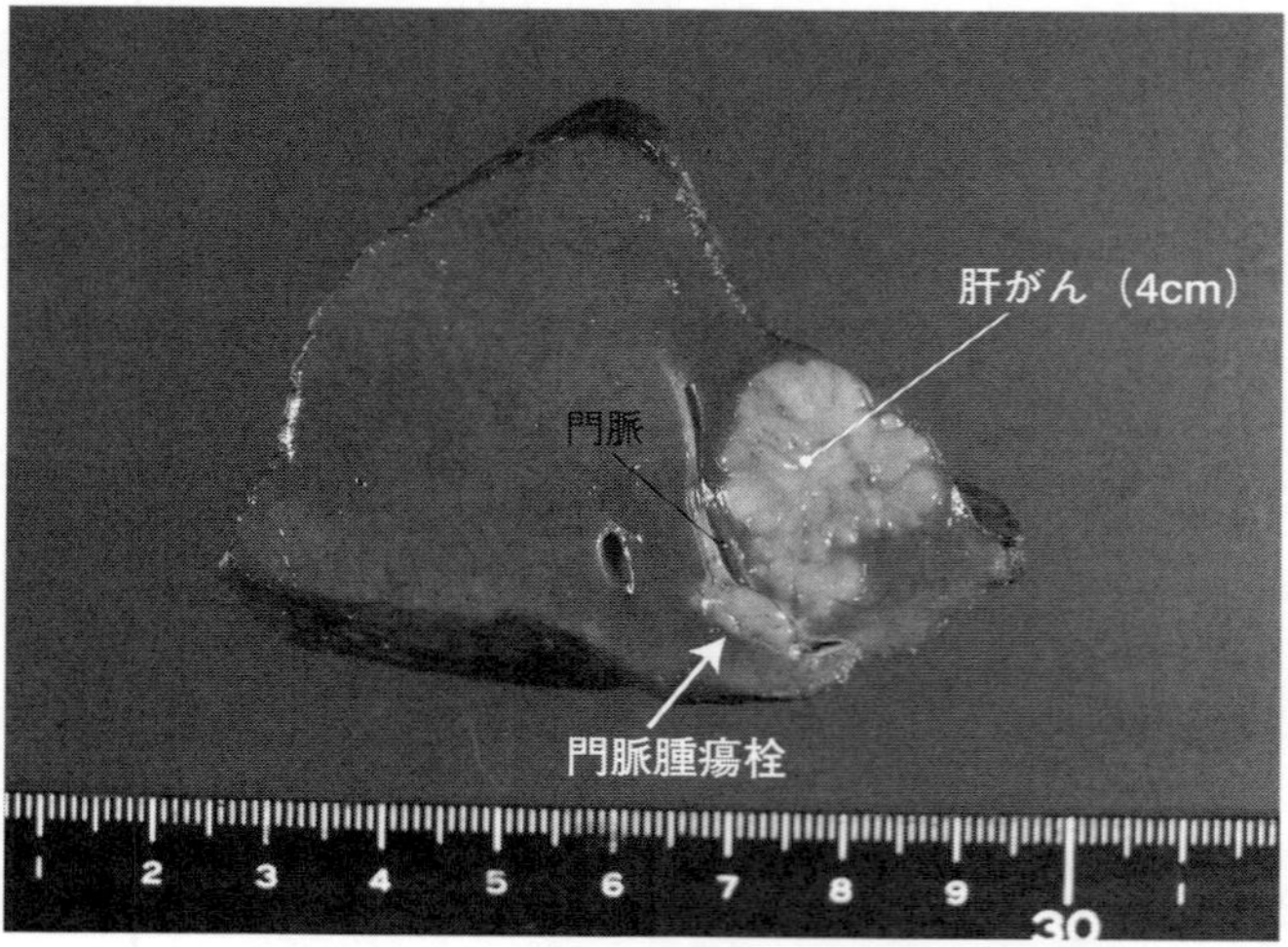

と大きながんであったり、被膜を持たないタイプのがんというのは、じわじわとにじみ出るように門脈の中に侵入していくのです。門脈腫瘍栓があるとタチが悪いといわれるのは、うまく治療ができても再発を起こしやすいからなのです。

　われわれ外科医は、肝がんを進行度（ステージ）分類で1～4に分けて手術の方針を決めますが、その時に見るのが、がんの個数と大きさ、そして門脈腫瘍栓の3点です。ステージ1が早期の肝がんで、ステージ4が進行したがんです。手術の主な対象はステージ2と3の肝がんです。

肝がんの進行度（ステージ）分類

がんの状態	ステージ1	ステージ2	ステージ3	ステージ4
①1個のみ ②2cm以下 ③腫瘍栓なし	①②③ すべて合致 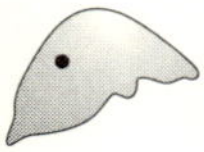	2項目合致 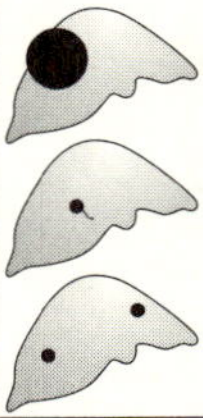	1項目合致 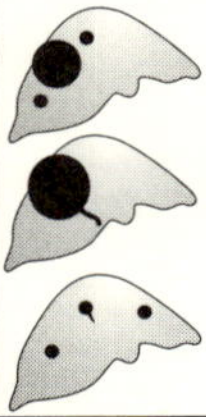	すべて 合致せず 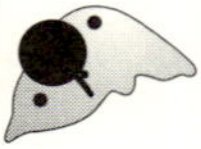

〔原発性肝癌取扱い規約第4版（金原出版）2000年より抜粋〕

がんの顔つきを示す「分化度」

もうひとつ、がんを「分化度」という細胞変異の尺度から診る方法が加わります。これは、病理部門の役目です。「病理検査」という言葉を聞いたことがあるでしょう。大きな病院では、患者さんから取ったがんを顕微鏡で調べる専門の検査部門を必ず持っています。手術の後は病理の結果を待って最終的な診断がつきますから、非常に力量（精度）が問われる重要なセクションなのです。

「分化度」というのは、患者さんから取った細胞がどれぐらいがん化しているかを示すもので、大きく3つに分けられます。より正常の肝細胞に近いがんを「高分化」、細胞の形がきわめて不整ながんを「低分化」といいます。その中間が「中分化」です。よく「顔つきがいい・悪い」がんとか、「タチがいい・悪い」がんといった表現が使われますが、どちらもこの分化度をやさしく説明したものです。

「高分化」は比較的おとなしいタイプのがん、「低分化」はとてもタチが悪いがんで、再発をしやすいのは低分化型のがんです。どうしても「高」という言葉が付くと悪性度が高いように思われがちですが、「分化」という言葉は正常細胞に付ける言葉なのです。ですから、より正常細胞に近いほうが「高分化」と呼ばれます。

同じ肝がんなのに、なぜこのような分化度の違いができるのか。これはまだ現代の医学でもわかっていません。ただ、ひとつ注意してください。大きいがんだから低分化で、小さながんだから高分化であるとは限らないのです。

仮に10㎝を超える大きながんでも、高分化であれば手術で取れる可能性があります。通常はこのくらい大きいがんですと、すでに転移があって手術できないことが多いのですが、ときどき、10㎝を超える単発のがんが見つかることがあります。この大きさになるまでに数年はかかりますから、その間、転移も起こさず、ひとつの腫瘍がゆっくり大きくなっているということは、それだけタチがいいことの証明でもあるのです。

分化度の考え方は、肝がんに限ったものではなく、すべてのがんに共通していえることです。

「血の海」から無輸血の手術へ

がんの分化度を例に、ある患者さんのケースをご紹介しましょう。

6年ほど前に直径12cmもの大きな肝がんが見つかり、5時間かかって手術をした60代女性の患者さんがいます（次ページの写真）。他院から紹介されてきたケースでしたが、ご家族の方は「手術ができず、もって3ヵ月でしょう」といわれていたようです。この方は、たしかにがんは大きかったのですが、まさに高分化型に近いタイプでステージ2の肝がんでした。幸運にもがんは1個のみで、転移もなく、肝機能もそれほど悪くなかったので、私は手術ができると判断したのです。検査データは最初にかかった病院から貸し出してもらいました。うちでもう一度同じ検査をするのは、時間のロスですし、二度手間になるうえ、患者さんには体にもお財布にも余計な負担がかかりますから。

手術で切除した肝がんは930gにもなりましたが、がんが被膜をやぶらずにいてくれたので、うまく取れました。出血は560ccでしたから、輸血の必要もなく、術後の経過もよかった。手術から2日目で歩行訓練を始めていただき、11日目に退院となりました。

その後は再発もなく、今は外来で年に2度、定期検診を受けていただいているだけです。

巨大肝がんの切除例

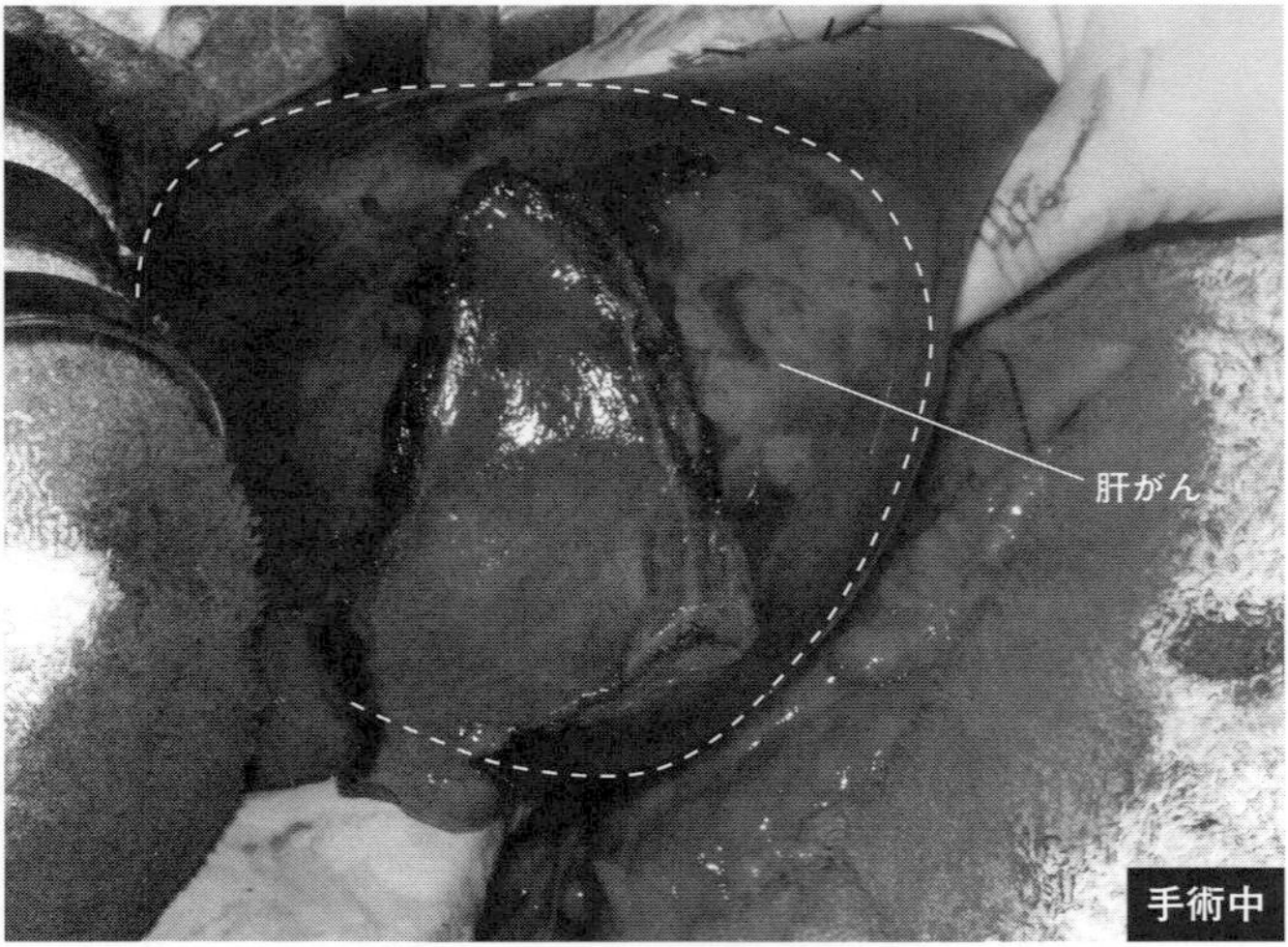

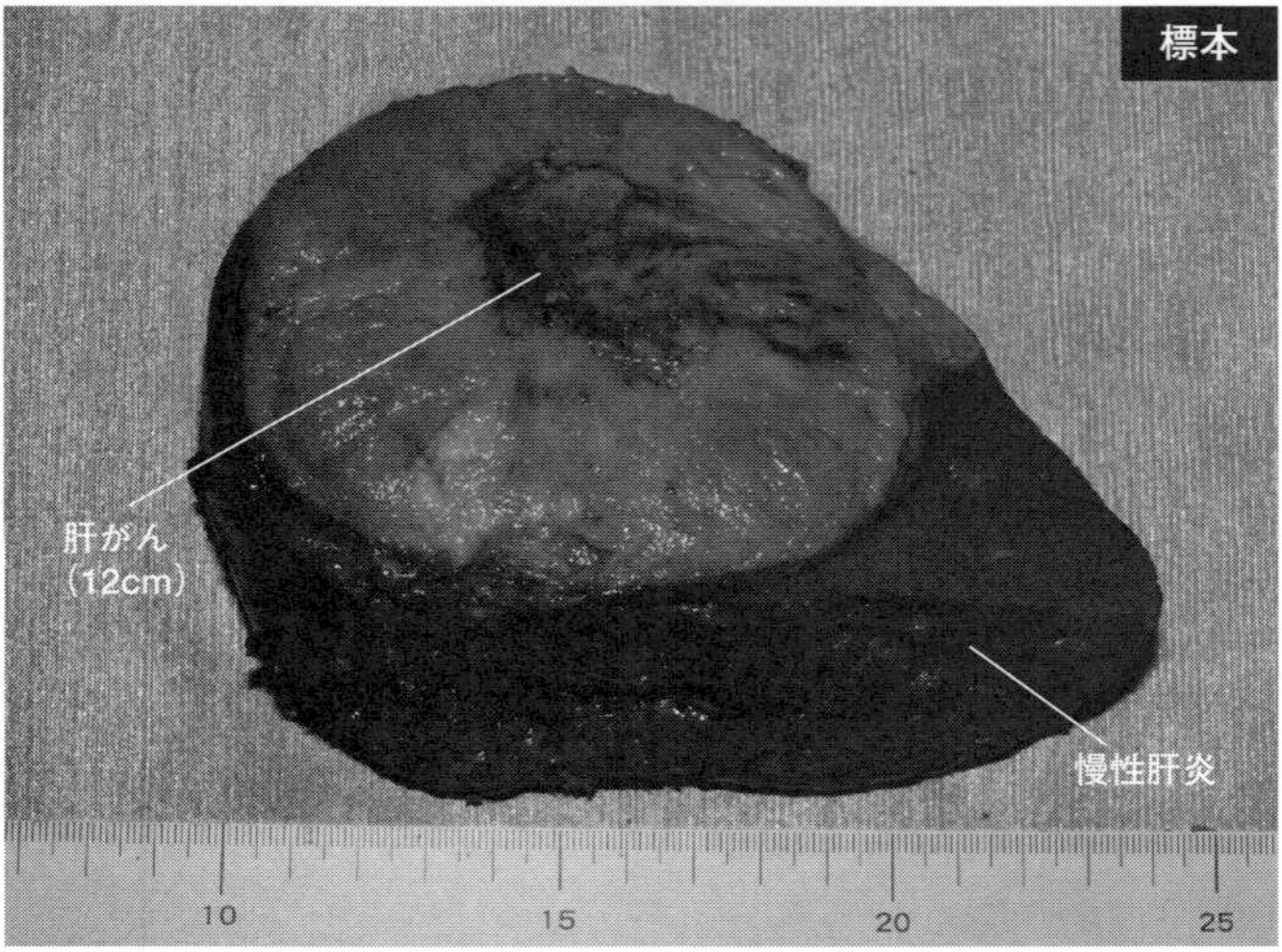

ちょうど丸5年が経ちましたが、非常にハツラツとされておられます。好きなものを召し上がり、時にはご主人とゴルフを楽しみながら元気に暮らしていらっしゃいます。

私の外来へ来られる患者さんは、このモデルケースのように「自分はがんだ」と全員がわかっている方です。ほとんどの方が、会社の健康診断や、市区町村で行われているがん検診、人間ドックなどで、肝機能に異常がみつかり、精密検査を受けたら、肝がんが見つかったのです。

術中出血を献血量に抑える

肝がん手術の技術は、この20年で飛躍的に進歩しました。手術後5年目の生存率は全国平均で60％近くに達しています（20年前はわずか20％でした）。ステージ1なら5年生存率は90％、ステージ2でも70％を超える時代です。20年前は、肝臓を切ると5000〜1万ccという大量出血を起こしていた時代でしたが、今では丁寧に止血をしながら手術を進めることによって、平均で1000ccという出血量にまで抑えることができるようになっています。

私たちの外科チームが行う肝がん手術であれば、出血量の平均は400ccほど。だから輸血の必要もありません。駅前で行われている献血の採血量以下に抑える、これが私たちのモットーです。当然、患者さんの体にかかる負担も大きく違ってきます。輸血による肝臓への負荷も避けることができますから、多少時間がかかったとしても、出血はできるだけ少量に留めるほうが結果的に術後の経過が格段にいいのです。

ただ、これだけ手術の技術が進歩しても、その恩恵を患者さんの誰もが受けられるかというと、残念ながらそうではありません。実際に手術適応になるのは、肝がんと診断された方の3割ほど。こちらに来られた時には、肝硬変が進行して手術ができないぐらいに肝機能が低下してしまっていたり、手術では取り切れないほどがんが進行してしまっているという方が、7割であるのが現状なのです。

もし、あなたが肝炎ウイルスを持っていることを知り、自主的に年に2、3回程度の定期的な検診を続けていただければ、たとえ肝がんになったとしても、よく治せる早い段階でがんが発見され、安全に手術できるのです。

第8章　肝がんの進化する治療

肝がんの検査と治療の流れ

ここでは、どのような検査をして肝がんが見つかり、治療の選択はどのように行われるのか、その流れを見ていきましょう。

初めに血液検査で、肝炎ウイルスの有無を調べます。あわせてエコー検査をしてリアルタイムで肝臓の状態を診ます。ウイルスが陽性だった場合は、家族歴（家族の病歴、とくに肝炎）や飲酒歴などを聞いて、ビリルビンなどの肝機能を調べる血液生化学検査をします。血液検査はどこの病院でも同じ精度で受けることができます。

また、B型・C型の慢性肝炎、肝硬変の方は、エコー検査を4ヵ月に1回、CT検査を年に1回受けて、定期的にチェックをしていくことが大切です。

肝がんはエコー検査で見つかることが多いのですが、血液検査をすると、腫瘍マーカー（肝がんの細胞が産生し血液中に流れ出る異常なタンパク質）の「AFP」や「PIVKA-Ⅱ」が上昇しています。

どんな世界でも目利きであることが問われますが、医療の現場でも同じです。エコーやCTの検査では、まずその撮影技術が問われます。さらに重要なのが、撮影した画像を読む医

肝臓の8ブロック

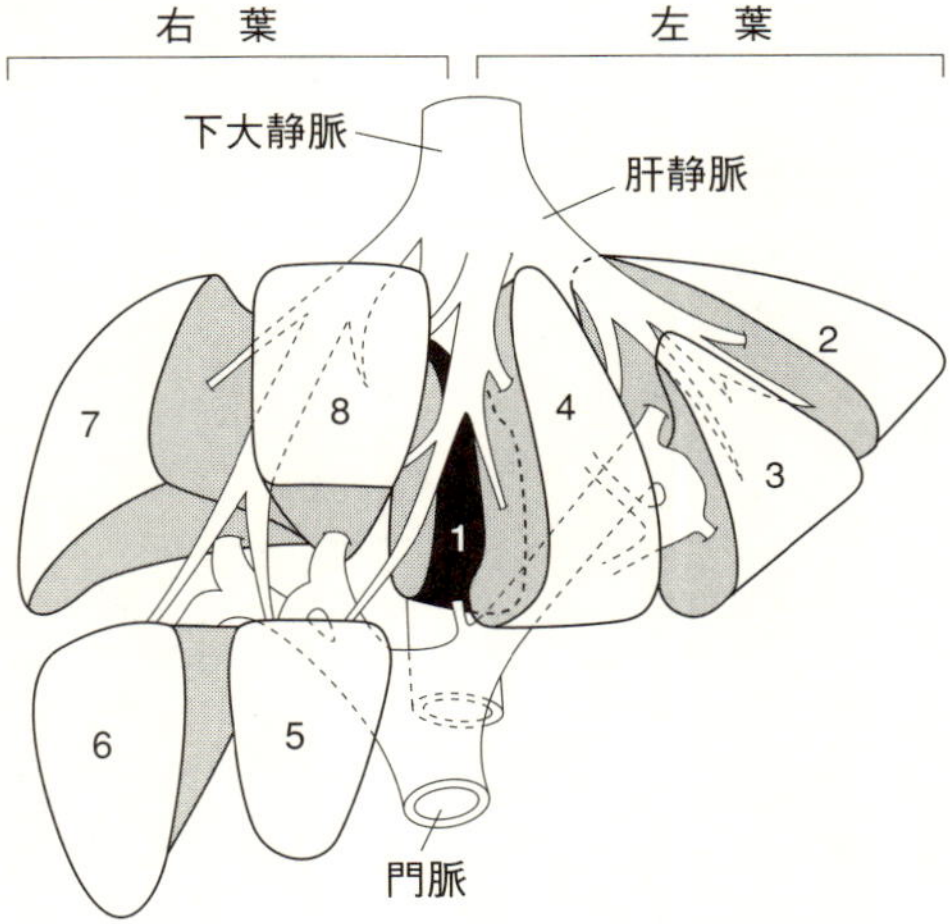

師の目です。

そもそも画像診断には２つの役割があります。１つめは、何cmの肝がんがどこにいくつあるのか、場所を特定することです。これを「存在診断」といいます。

肝臓というのは、ひとつの町にたとえると、１〜８番地（専門的にはSegment1〜8：略してS1〜8）までの８つのブロックに区分されています。そこで、たとえば、３cmの肝がんが見つかったら、それが「８番地にありますよ」といえば、どの医師にも共通のイメージが浮かぶのです。２つめは肝臓に見つかった腫瘍が本当にがんであるかどうかを確定すること。これを「質的診断」といいます。肝臓にはがんのほかにも治療が必要でない良性腫瘍も数多く発生します。ですから、まずきちんと病名を付ける診断が重要になります。

画像のどこを見るか。まず肝臓の全体像です。続いてその中を走る血管群。主に門脈と肝静脈を見ます。次に、腫瘍の形、内部の構造や、周りの変化などを見ていきます。三大肝腫瘍といわれる肝細胞がん、転移性肝がん、肝血管腫に、画像上それぞれ際立った特徴がありますが、「読影する」という言葉どおり、画像検査では腫瘍から得られる間接的な影を読んでいるのです。読影に優れた医師というのは、手術で切り取った肝臓の標本から腫瘍の生《なま》の姿形を頭に焼き付けていますから、専門の診療科にかかわらず、この勉強を積んだ医師こそ真に画像を読めるエキスパートといえるのです。

もちろん、場数と慣れも大切ですが、重要なのは、小さな変化でも見落とさない集中力です。そのために経験を積み、勉強を欠かさないことです。手術の前に100%の精度で正しい診断をくだすということは、どんな名医であっても残念ながら不可能です。もし診断が外れた場合、その原因を追究して、次の症例での診断に活かす。その繰り返しによって今の診断技術は築かれたのです。

ちなみに、私たちの大学では、外科主治医グループ4名と、放射線科グループ2名の独立した2チームがそれぞれで読影をして、最終的に全体会議で診断を確定します。つまり、外科と放射線科のダブルチェックを経て、最終診断が決まるのです。

数と大きさ、肝機能で決まる

画像によって肝がんと診断された場合は、がんの個数と大きさ、そして肝機能の状態（肝障害度）によって、治療法が選択されることになります。

肝機能を調べる大きな指標は2つあります。ひとつはビリルビン。これで黄疸の有無と程度を確認します。もうひとつは「ICGテスト」（グリーンの色素を注射して、この色素が肝臓の働きによって血液の中から消失する割合を見る精密検査）です。これは肝障害の度合いを診る数値で、「10%未満なら正常肝、10～19%なら慢性肝炎、20%以上なら肝硬変」であると推定します。

手術にあたっては、ビリルビンの数値で手術の可否を判定し（2mg／dℓ未満なら可能です）、ICGの数値で手術の規模（肝臓の何%まで切除できるか）を判定します。肝障害度は、5項目のデータで総合的に判定し、A（軽度）、B（中等度）、C（重度）の3つに分類しますが、とくにビリルビンとICGが重要なのです。

肝がんの治療方針

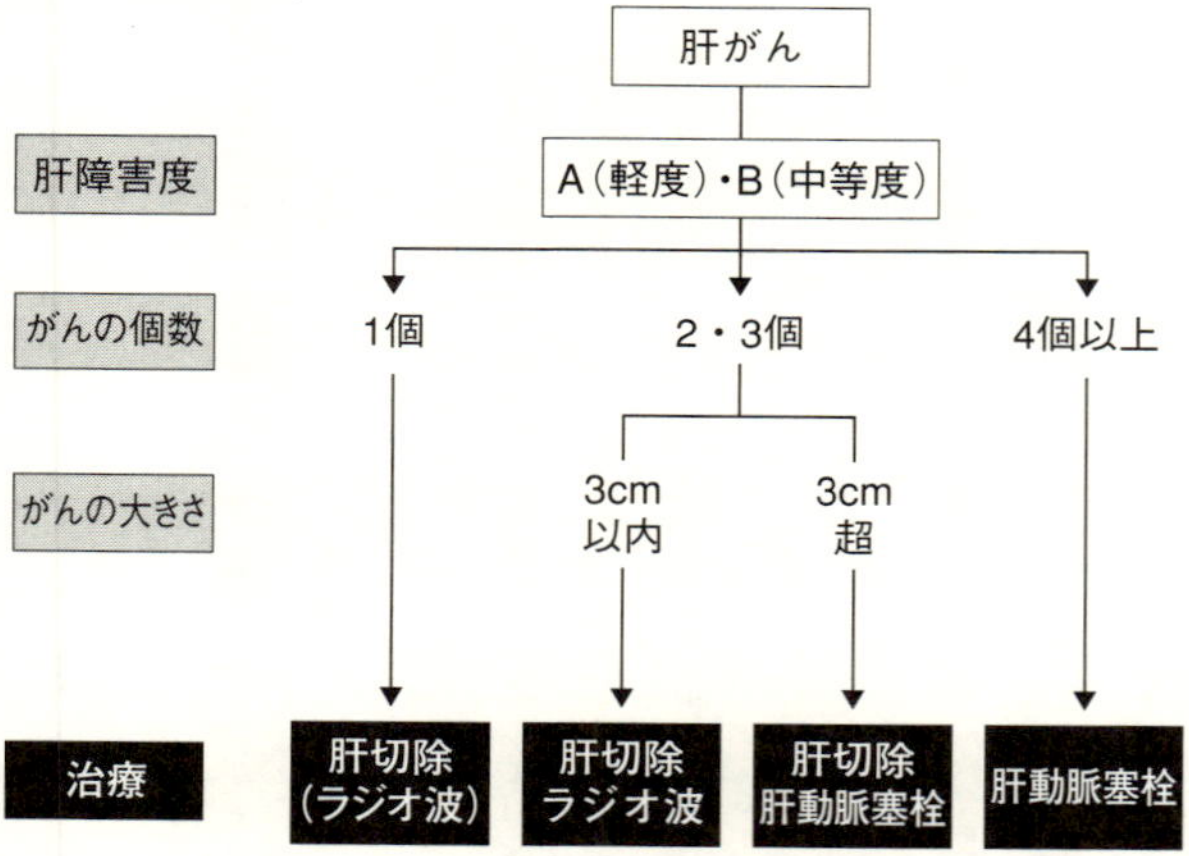

〔肝癌診療ガイドライン2005年版（金原出版）より抜粋〕

具体的な治療法の選択について説明していきましょう。

まず、見つかったがんが1個だった場合は、「肝切除」。がんの大きさがどれぐらいであっても手術が第一選択です。肝臓の中に小さな転移のない患者さん、門脈や肝静脈の中にがんが入り込んでいない患者さんは、手術ができる人、治りやすい人という条件に当たる可能性が高いのです。

がんが2、3個あった場合は、直径が3㎝以内か3㎝よりも大きいかによって治療法が変わってきます。3㎝以内の場合は、第一選択は「肝切除」。どうしてもおなかを切りたくないという患者さんには、「ラジオ波焼灼《しょうしゃく》療法（ＲＦＡ）」といって、エコー検査を用

ラジオ波焼灼療法

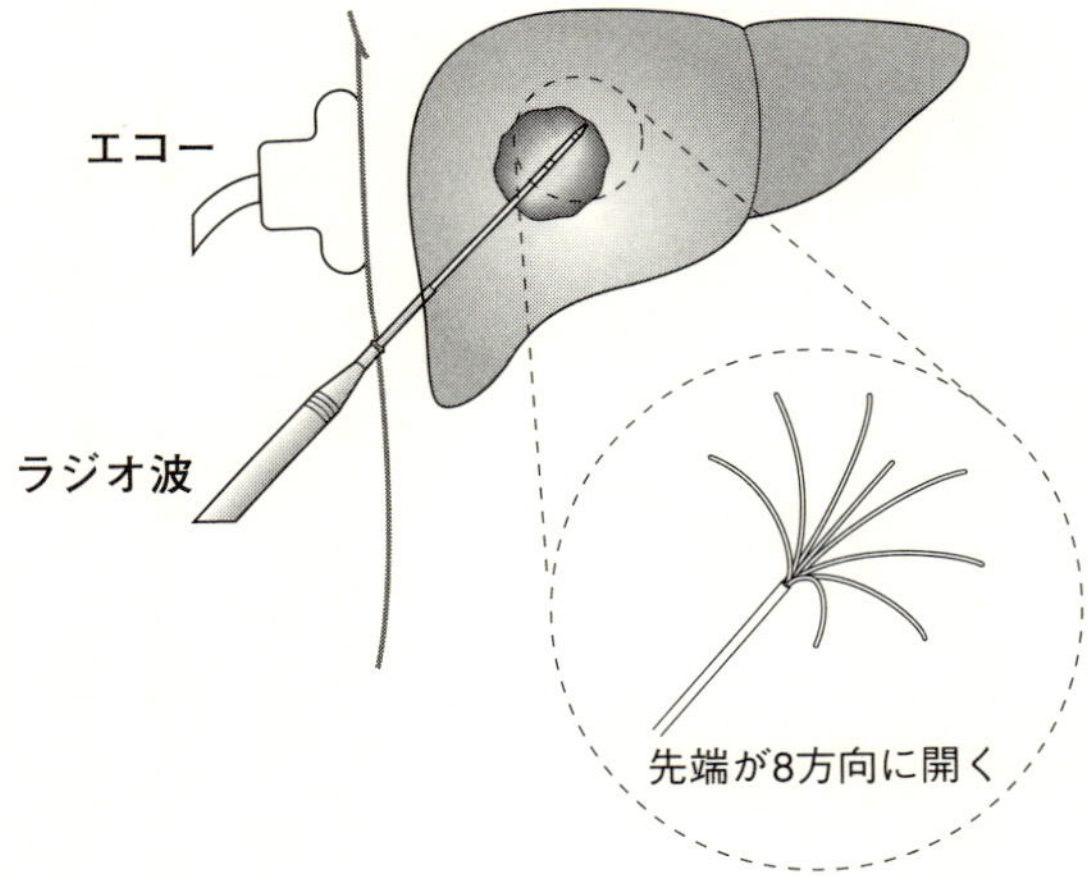

いて皮膚から肝臓に太い針を刺し、高周波でがんを焼き固める治療を行います。
　がんの大きさが3㎝を超える場合は、「肝切除」または「肝動脈塞栓療法《かんどうみゃくそくせんりょうほう》（TAE）」を行います。いわゆる兵糧攻めで、がんの栄養源となっている肝動脈を閉塞させ血流を遮断することで、がんを腐らせる治療法です。
　がんが4個以上あった場合は、「肝動脈塞栓療法」で治療を行います。
　肝切除（手術）は外科。ラジオ波焼灼と肝動脈塞栓は内科や放射線科で行う治療で、どちらもおなかを切ることはありません。

標準治療の開発はすべて日本人

　じつは、このラジオ波焼灼のプロトタイプ

であるエタノール注入も、肝動脈塞栓も、治療法を考え出したのは日本人です。近代の肝臓手術の多くも日本の外科医が開発してきました。つまり、現在、世界標準とされている肝がんの三大治療は、すべて日本で考案されたものということになります。日本の治療技術が世界のトップレベルにあるのは、こうした研鑽の結果でもあるのです。また、インターフェロンの治療を内科でしてから外科手術になるケースもあるのですが、このインターフェロンの発見者も実は日本人です。

第4の治療である化学療法では、5－FU、ファルモルビシン、シスプラチンなどの抗がん剤が肝がんに有効性が高く、主に肝動脈注入で使われています。その他に、放射線治療、レチノイド、活性化リンパ球療法なども、一定の効果をあげています。

入院期間は、肝臓手術が約2週間、ラジオ波焼灼は3～5日間、肝動脈塞栓は1週間ほどです。

退院後のケアは、次のような定期的な検査をすることで経過をみます。血液検査が月1回、エコー検査が2ヵ月に1回、CT検査が4ヵ月に1回。

再発治療は、再手術かラジオ波焼灼を基本に、再発がんが4個以上の場合は肝動脈塞栓を行います。これが、おおまかな治療の流れになります。

患者さんからの3つの質問

B型、C型肝炎ウイルスを持った患者さんの場合、それが原因で、将来、発がんする可能性があるという事実をご存知の方が多い。しかもキャリアの方というのは、非常に勉強熱心です。ですから、ほかの臓器のがん患者さんよりも、治療に前向きな傾向があるような気がします。

私の外来患者さんの8割が全国の市中病院や大学病院からのご紹介ですが、聞かれることが多い質問は、次の3つです。

①　いつ肝がんが発生したのですか？
②　手術すれば完全に治りますか？
③　あとどのくらい生きられますか？

これが三大質問です。

もちろん、患者さんによって病状は変わってきますが、ここでは、どなたにもいえることをお話ししましょう。まず、①の質問については、今の医学では肝がんがいつできたかを判断することは不可能です。おそらく数年かかっているとしかいえないのが現状です。また、

②の手術で完治するかどうか。これは肝がんの進み方（ステージ）の程度によって違ってきますが、手術の後に出る病理検査の結果をみて、わかる範囲でご説明しています。肝がんが1個だけで転移のない患者さんは、その可能性が高い方です。そして③への答え。これは神様にしかわからないことです。投げかける言葉は人それぞれ違いますが、「いまできることに一緒に専念しましょう」という気持ちをお伝えするようにしています。

セカンドオピニオンは手術前に

現在、私は毎週月曜と金曜が手術日で、２００７年は１５０例の肝臓手術をしました。肝がんの手術というのは平均6時間と長丁場。絶えず慎重さが求められます。これまで、私のところへ来られた患者さんは、最年少で高校1年生の16歳の男性。B型肝炎ウイルスの母子感染が原因の肝がんで手術をしました。最高齢は84歳の女性で、C型肝炎ウイルスによる肝がんを手術しました。

「今回は最高！」と思うような達成感を味わえる手術ができるのは、一年でせいぜい1割程度。9割はルーチンワークで当たり前にこなします。こういうとショッキングに聞こえるかもしれませんが、ルーチンというのは、決して悪い意味ではありません。肩に力を入れず、当たり前のように質の高さを保った手術を行う。これがわれわれにとってのルーチンです。毎回、「やった！　やった！」と達成感を持っていたら、疲れ切ってしまってとても精神がもちません。よほどむずかしいケース以外は、ルーチンワークでこなせるようにならないと、逆に外科医は務まらない。患者さんにしてみたら、それは一生にあるかないかの一大事で、命がかかっているわけですけれども、私たち執刀医にとっても同じように「手術は命がけ」なのです。すべての手術を安全第一に、いい結果につながるようにと万全を尽くすのが当たり前の日常なのです。

また、もしセカンドオピニオンを受けるなら、必ず手術の前にしましょう。これが基本です。非常に多いのが、「手術がうまくいかなかったから」とどうにもならないと匙《さじ》を投げられたような状態で相談に来られるケースです。

どうか間違えないでください。セカンドオピニオンは、自分にとってもっとも良いと思われる治療法の選択に関する意見を求めるものです。手術をしてしまった後では遅いのです。がんの治療は、とにかく最初が肝心です。もしがんが見つかったら、必ずあなた自身が納得して治療を受けるようにしてください。

自分の命を守るためにも、安心してかかれる医師を選ぶという目線を持つことです。患者さん側からいいお医者さんを探すというのは、なかなかむずかしいことですが、私は肝がんの手術経験が300例を超えた時点で明らかにこれまでとは手術の理解度が変わったことを自分で感じました。ですから、自分の手術を執刀する医師が、肝がんの手術経験をどれぐらい持っているかを知ることは、ひとつの目安にはなるはずです。肝臓の手術件数が年間50例を超えていれば、ある一定の高いレベルを持っていると判断していいと思います。

激減する手術死亡

私は消化器外科に入った当初は胃腸の勉強をしていました。当時は大学を出たら地元で開業するつもりでいたからです。肝臓について専門的に学んだのは、独立する前に半年ほどのつもりで研修で訪れた国立がんセンターでした。すでに胃腸の手術ならできるようになっていましたから、せっかくならあまり専門にしている医師がいない、知らない臓器を見ておこうという軽い気持ちで肝臓外科を希望しました。

最初はエコーの画像を見たところで、まったくイメージなんてわかない。画像上では、ここにがんが映っているなとか、ここに太い血管があるなというぐらいで、血管がどう走っているかなんて、とてもわからない。画面の中で輪切り状に見える血管を実際はこう走っているんだろうと立体の3次元に置き換えて考えるには、ある程度の経験を積まないとむずかしいのです。誰でも恐る恐る「こんな感じかな」というところから始まるわけです。ですから、当然、イメージと実際がずれる場合もあります。経験の浅い若いドクターはしょっちゅうです。エコーがなかった時代は、切り取った肝臓にがんが含まれてなかったなんていう話はよく聞きました。

たとえば、肝臓の右側に直径3㎝ぐらいのがんがあるとします。肝臓の表面にあれば触ることができるからわかります。でも、肝臓の奥にあって外から見えないがんは、肝臓を2つの部分（右葉と左葉）に分ける中央線（カントリー線）で切って、左右のどちらか半分を取ってしまうしかなかった。1980年頃まではそういう手術が行われていました。右葉を取ると65％の肝臓がなくなるわけですから、これで肝不全になるケースが多くありました。

この問題を解決するため、1985年に肝臓を8つのブロックに分けて切り取る方法を、幕内雅敏先生が「幕内術式」として発表されました。エコー検査を肝臓手術に世界で初めて導入し、門脈から枝分かれした8本の血管の枝のそれぞれが栄養する8つのブロックが明確になったのです。1ブロックは肝臓全体の10～20％ですから、これならがんはしっかり取れるけれども、肝不全にはならない。この手術法が普及したことで、それ以後は手術直後の死亡が激減しましたから、大きな進歩だったと思います。20年前は20%だった手術死亡率が、現在は全国平均でも1%にまで低下しています。なお、「肝臓の8ブロック理論」はフランスのクイノー教授が1954年に提唱し、それまでは机上の概念だったのですが、31年後に現実の手術法として開発されたのです。151ページの図のように、肝臓の左葉は2～4番地の3ブロックに分け、右葉は5～8番地の4ブロックに分けます。左葉・右葉の裏側に1番地（尾状葉）があります。この番地は一見ランダムにみえると思いますが、実は1番地を中心として時計回りに番号をふっているのです。

肝硬変の人では、わずか10%の肝切除でも肝不全になって命を落とす危険が出てきます。がんを取り残さないためにはある程度余裕をもたせて大きく切り取りたいけれども、患者さんの手術後の経過を考えると、肝機能を保つためにできるだけ小さく取らなければならない。「そのバランスをいかに取るか」、これが肝がんの手術で一番むずかしいポイントであり、肝臓外科医の腕が問われるところでもあるのです。

「高山術式」誕生の秘密

肝臓の8つのブロックの中で「尾状葉」と呼ばれるブロック（1番地）だけは表面から見

えない奥深くにあります。もっとも小さなブロックで5%ほどです。リンゴでいえば、「真ん中の芯」に当たる部分です。以前は、ここに肝がんができた肝硬変の患者さんは、手術できないものとしてあきらめられていました。ここにがんができるケース自体も少ないので、「手の出しようがない」ものと考えられていたのです。

ところが、1993年の夏に、私は尾状葉肝がんの患者さんの手術を担当することになりました。それまでに国立がんセンターで17例の尾状葉手術の経験はありましたが、いずれも局所切除か左右の肝葉との合併切除。尾状葉だけを単独に全摘した症例は1例もありませんでした。

実際に手術が始まってみると、あらかじめイメージしていた場所とは違うもっと浅い位置にがんがあることがわかりました。正直ホッとしたのですが、じつは私の勘違いだったことに後になって気がつきました。途中で隣のブロックの一部を切っていることがわかったものの、もはや引き返せない状況にありました。新たな挑戦をしているなどという気持ちはまったくなく、どうにかしてがんを取り切ることだけを考えて進めていったところ、結果として今まで手つかずだったがんを含んだ尾状葉の全部の領域が取れていた。つまり思いがけない展開で、リンゴの実の部分には手を付けずに、芯の部分だけを取ることができていたわけです。これが後に私の名前が付いた「高山術式」（正式には、「肝臓の高位《こうい》背方《はいほう》切除」と命名しました）の誕生でした。

じつは手術の直後は、私もスタッフも、誰ひとりとしてそれが新しい手術法であることに気づいていなかったんです。術前の画像や手術中の写真を見返すうちに、しばらく経って「もしかしてこれが、1番地（尾状葉）の切除？」と思ったぐらいでしたから。ハッと気が付いた瞬間に、同じような症例の論文がないかを調べ、「見当たらない！」と判断した時点で、1週間で英語の論文にまとめてメジャーな海外の医学雑誌に投稿したのです。新しい手術のプライオリティは、見えないライバルと時間との競争だからです。それから、再び尾状葉肝がんの症例を担当することになった時に、今度ははじめから意図して、肝臓の2～8番地にはいっさい手をつけずに1番地だけを取る手術を行いました。アメリカ外科学会雑誌に論文が掲載され、この手術法が「高山術式」と認知されたのは1994年のことでした。

外科はとにかく忙しいので、臨床データを放りっぱなしにしてしまいがちなのですが、手術は終わった後こそが大事なんです。そこで手術を振り返ってきちんと記録につけることで、紙の上でも2倍3倍の経験を積めるのです。私は、レジデントの時代からずっとカルテに残す手術記録とは別に、教授になった今でも自分の覚え書きとして手術ノートをつけています。文章にまとめるうちに、自戒するポイントにハッと気が付いて、次のテーマにつながったりするのです。ですから書くという作業は、とても大事だと思います。さらに、英文論文にして誰もが読む医学雑誌に載せると、その内容が国際的に認知されます。実際、尾状葉の論文に対して、先ほど紹介したフランスのクイノー教授からお褒めの手紙をいただき、とても感動したことを覚えています。

ドクターの誰もがみんな同じような症例に当たっているんです。そこから新しいものを引っ張り出せるかどうかは日頃の努力次第。手つきのいい人、頭のいい人はたくさんいますが、それだけでは決まらない。外科は職人の世界でもあるのです。

尾状葉肝がんのCT像

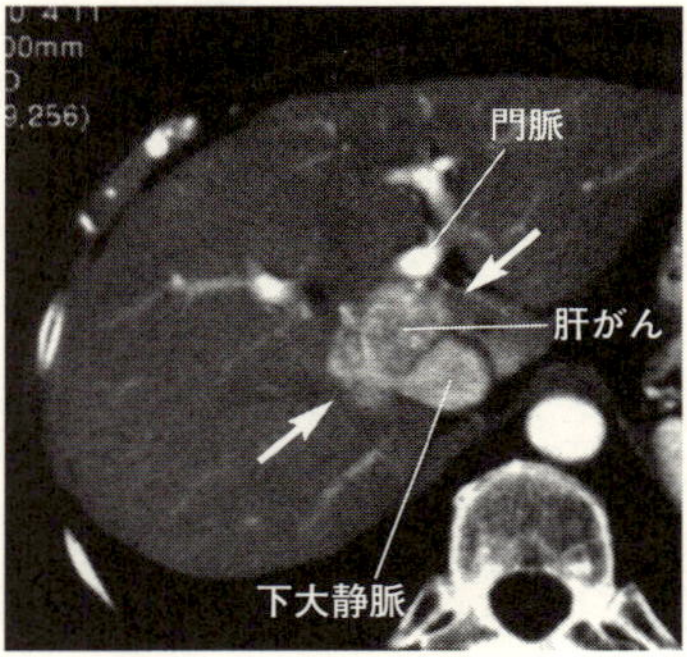

手術は文字どおり手の作業のように思われがちですが、実際は脳の作業です。蓄積したデータを解析して、新しい発見や発想、反省点を加えていく知的作業であると考えています。教室員には「手術は手でなく、頭でやれ！」とよく檄をとばしています。

高山術式は、まさしく「瓢箪《ひょうたん》から駒」。偶然の産物で生まれた方法ですが、今までの経験がデータとしてきちんと蓄積されていなければ、後から気が付くことはなかったでしょう。知恵の集大成によってひとつの手術法が生まれたり改良されたりしていくので、じつは「頭術」といえるのかもしれません。外科学が自然科学（サイエンス）である以上、手術も知識と研究によって高めなければ患者さんを助けるための医療はできない。それは手術をするたびにいつも感じることです。

日本に根付いた生体肝移植

日本ではこれまで5000例近くの肝移植が行われています。日本は脳死による臓器提供者（ドナー）がきわめて少ないため、肝移植のほとんどは、生きている人の肝臓をもらって病気の人に植える「生体肝移植」です。

世界初の生体肝移植が成功したのは1989年。オーストラリア・ブリスベンの王立子供病院で日本人の親子間での移植でした。この移植の報告を初めて論文でみたとき、私は国立がんセンターの外科スタッフをしていましたが、大きな衝撃を受けたことを今でも覚えています。

当時は子どもの末期肝不全の患者のみに行われていました。その後、成人の患者に対して世界で初めて成功させたのは幕内雅敏教授、4年後の1993年のことでした。この2つの症例は、肝移植の世界を劇的に転換させたエポックメイキングな出来事です。

手塚治虫先生が漫画『ブラック・ジャック』の中で生体肝移植を成功させるシーンを描いたのは1975年。なんと現実の世界で行われるようになる14年も前のことです。なお、手塚先生がお亡くなりになられたのは、ブリスベンでの世界初成功例の5ヵ月前であり、ご自分のアイデアが実現したことを知らず天国に召されたのです、合掌。

現在、生体肝移植は肝臓の良性の病気で、末期の肝不全に対する治療として行われています。小児（18歳未満）では、胆道閉鎖が80％と大半を占め、劇症肝炎（8％）、代謝性肝臓病（7％）と続きます。成人（18歳以上）では、原発性胆汁うっ滞性肝硬変（原因不明の肝硬変）が36％、B型・C型肝硬変が20％、肝がん17％、劇症肝炎17％、代謝性肝臓病10％という内訳になっています。

肝がんによる移植も保険適応に

唯一、悪性の病気で行われているのが肝がんに対する移植です。3年前から一部の患者さんで保険適応になり、少しずつ数を増やしていますが、移植をしても肝がんが再発する可能性が高いため、早期のがんであることが大前提です。おそらく、がんに侵された肝臓をすべて取ってしまっても、血液中や骨髄中にがん細胞が潜んでいるのだと思われます。ですから、肝移植はがん治療の第一選択肢ではなく、あくまでも最終的な手段です。

現在、ミラノ大学で考えられた「ミラノ基準」という移植の適応条件があります。がんの大きさが3cm以下で3個以内、あるいは1個で5cm以下。同時に、血管に入り込んだり転移がない場合に限られます。こうした条件を満たしている場合は、「肝臓を全摘して移植すると、新しい肝臓にがんはつかない」とされ、移植後の生存率は80%という全国データがありますが、これよりも進行した肝がんの移植では生存率が60%まで落ちます。また、移植後は拒絶反応を抑えるために免疫抑制剤を使うので、どうしても再発が促進されるというリスクが伴うのです。

私はこれまでに東大病院と日大病院で合わせて172例の生体肝移植を行っています。最年少は1歳で胆道閉鎖が原因です。最高齢は62歳でC型肝硬変による移植でした。

劇症肝炎も移植なら助かる

これまで移植をした患者さんの中で印象に残っているのは、劇症肝炎になって運ばれてきた14歳の女の子です。来院する2週間ぐらい前からおなかが張って、日に日に体重が増えていく。体重増加の原因は腹水だったのですが、他にこれといって痛みもないですから、ちょっと「変だな」と思いながらも、本人は単に太ったんだろうという程度にしか考えていなかったようです。それにしても、一日1kgずつ増えていくのはあまりにもおかしいと言っているうちに、本人の意識がぼんやりしてきて、お母さんが慌てて近くの病院へ連れて行ったのです。そこでは診断がつかず、そのまま日大板橋病院へ転送されて来ました。血液検査をしたら、プロトロンビン時間が30％、ビリルビンが7㎎／dℓと明らかな黄疸があり、GOT・GPTは100U／ℓ以下に低下していました。CTを撮ってみると、多量の腹水があるし、肝臓が通常の半分に萎縮していました。

彼女の場合は遺伝性の病気（ウイルソン病）があって劇症化したのですが、ウイルス性肝炎による劇症化でも経過はまったく一緒です。ひと昔まえなら助からなかったケースですが、いまは幸い移植ができるようになったために、彼女は一命を取り留め、現在は元気に高校生活を送っています。

劇症肝炎の場合は、そのまま治る可能性もあるので、移植の必要があるかないかの判断には、医者の目が問われます。現在は、発症して意識障害が出るまでの期間や肝機能データな

劇症肝炎で摘出した肝臓

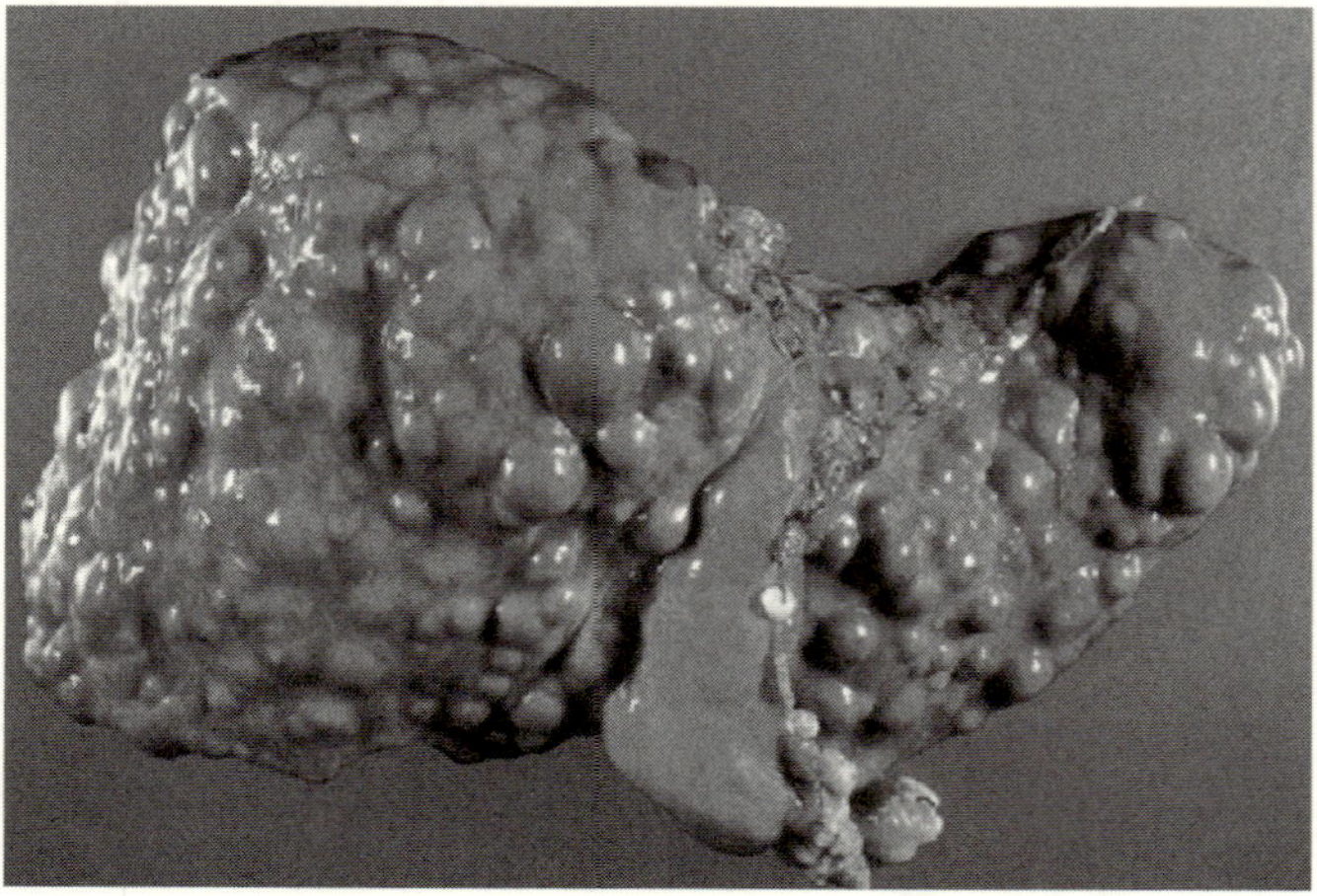

どの項目をチェックすることで、その見極めはある程度つくようになっています。移植手術の適応と判断しても、劇症肝炎の患者さんは意識がないか、あっても朦朧としていますので、最終的にはドナーになる近親者を含めたご家族によって移植をするかどうかが決断されます。

患者さんのご家族に対して事前にお話しするのは、移植の理由、方法、合併症について、手術成績、費用についてです。これを術前に数回に分けて説明しますが、ご家族が迷われる最大の問題は、健康な近親者をドナーにするというジレンマです。ですから、繰り返し質問を受けるドナー手術の安全性については、私たちの実績と全国のデータを合わせてお話しすることにしています。

この時は51歳のお母さんがドナーとなって65％の肝臓（右葉）をもらいました。転院してから移植までの準備期間はわずか3日間。手術時には彼女の意識はほとんど喪失してしまっていたほど重症でしたから、移植後1ヵ月で元気に退院してくれて本当によかったという患者さんのおひとりです。

手術は18時間かかりました。摘出した女の子の肝臓（前ページの写真）は完全な肝硬変となっていて、重さはわずかに500gでした。移植した母親の65％の肝臓は、1ヵ月後には娘の体の中で100％まで再生しました。

一般に、肝臓を提供してくれた人（ドナー）は、ほぼ2週間で退院できます。移植を受けた人（レシピエント）は約1～2ヵ月の入院が必要です。

一番気になるのは、費用だと思いますが、自費診療でおよそ1000万～2000万円です。がんの場合は、ミラノ基準に合った患者さんのみが保険適応となり、3割負担になります。ただし、最近では各種の手続きをすることで、自己負担が減額されます。

また、移植後は、FK506（またはサイクロスポリン）とステロイドという免疫抑制剤をほぼ一生継続して飲むことになります。

母なる臓器

移植は、親子間だけでなく、血液型が合えば、夫婦間でも可能です。

移植が夫婦で行われる場合、いつも不思議に思うのですが、これまで私が担当した移植手術は、病気のご主人（レシピエント）に奥さん（ドナー）が肝臓を提供するというケースばかりです。もちろん奥さんのほうが重い肝臓病のケースもたくさんあるのですが、移植には至らない。きょうだいでも、姉や妹が男兄弟に自分の肝臓をあげるというケースが圧倒的です。男性の場合は、一家の大黒柱ですから仕事の関係でと、いろいろ理由はつけられますが、結局のところ、健康な人が自分の肝臓の一部を切り取って提供するという行為は、愛情の深さ、母性愛が強いからできることなのかもしれません。

手術する側からすると、女性がドナーのほうが肝臓を取る時に気負いなく取れるという一面もあります。肝臓は時に血の海のような手術になりますが、やはり女性は出血に強い。女性と男性ではまったく体の反応が違うのです。よく男は血に弱いといいますが、これは精神的な話ではなく、男性の体というのは血が出ると本当にヘナヘナっと弱ってしまうのです。

もうひとつ、移植ドナーの条件として、肝機能が正常であることが大前提となりますから、脂肪肝の肝臓は移植できません。男性はここで引っかかってしまう方も多いですね。どうしてもという場合は、ある期間をかけて節制して正常肝に戻してからでないと、移植ドナーの候補にはなりません。脂肪肝はあらゆる場面でネックになるのです。

余談になりますが、肝臓を切り取った後、ドナーのおなかの中には、取ってしまった分の空間ができます。肝臓は左葉と右葉の２つに分けられるので、たとえば、肝臓の右半分、右葉のほうを切り取った場合、半分になってしまった肝臓はどうやって大きくなっていくと思いますか。どういうわけなのか、本来あった場所に向かっては伸びていかないのです。ニョキニョキと大きくなっていくのは、なぜか決まって逆方向。取った空間に伸びてくれれば空きスペースにキレイに収まるものを、そこには目もくれず、脾臓をよけたり、胃をよけたりしながら、混み合っている左へ左へと伸びていくのです。これはどうしてなのか。じつのところ、よくわかっていないのですが、手術をするたびに、そんな肝臓に神秘さを感じるのです。私は、肝臓の持つ驚くべき再生力・忍耐力・不思議を目の当たりにするたびに、母性の臓器であるという思いにとらわれます。

読者のみなさん、この「母なる臓器」肝臓を、どうか正しい知識を持って守り抜いてください。それが私の願いです。

おわりに

ここまで、読み進めていただくと、みなさんの中にあった「ウイルス性肝炎」や「肝がん」のイメージがずいぶんと変わったのではないかと思います。やみくもに怖がる必要はないのですが、きちんと知ることがいかに大切であるか。それを少しでもご理解いただけたとしたら本望です。

肝がんになって来院されるたくさんの患者さんと接しておりますと、中には「現実を知るのが怖い」という思いから、なんとなく体調がおかしくても検査を先延ばしにしていたり、肝炎ウイルスを持っていることがわかっていたにもかかわらず、何の対処もせずに10年、20年と過ごしてきてしまった方がおられます。中には自分が肝炎ウイルスを持っていることを家族にも知らせていないという方もいらっしゃる。「結婚する時に過去におつきあいしてきた女性のことはすべて話したけれど、肝炎ウイルスを持っていることは奥さんになる人に話さなかった」という笑い事ではないケースが現実にあるのです。

言いにくいとか、自分の病気に関してすべては知りたくないという気持ちもわからなくはありませんが、予防の段階、あるいは、きちんと向き合えば十分に治るという段階の時には、どうか怖がらないで、私たち医師の説明に耳を傾けてください。「今なら！」というタイミングを逃さないでほしいのです。実際に、がんの手術をすることになった患者さんの中には、もっと早く何かしらの対処ができていたら、患者さんご自身も、また治療をする私たちも、「お互いがもっと楽でしたね」と思うことは、けっして少なくありません。

そこで、最後に希望のある近未来のお話をして、この本の結びとします。

これまで、B型肝炎は母子感染が主体でした。とくに１９８６年に「母子感染防止事業」が展開されるようになってから生まれた人たちの中に、B型肝炎ウイルスのキャリアは０・０４％とごくわずかです。お隣の中国では、母子間の垂直感染がまだまだ多いのが現状ですが、日本ではウイルス性肝炎の治療法や予防対策が進歩・浸透したことで、将来的にはB型肝炎の母子感染はゼロに近づくものと考えられます。

またB型肝炎の場合は、感染を防ぐワクチンが開発されていること、進行を未然に防ぐ抗ウイルス剤に次世代型が登場していることが大きな福音です。成人感染を防ぐためには、パートナーにきちんと話し、ワクチンを打ってもらい、エイズと同じような予防意識を持つようにしてください。

Ｃ型肝炎は、１９８８年にウイルスが発見され、それ以降の感染は激減しています。さらに有効な治療法が開発されてきて、新しいインターフェロンで３人に２人でウイルスが駆除され、将来は大きく減る可能性が高いのです。

肝がんは、２０２０年までは増加し、年間３万〜４万人程の患者が出ると予測されています。しかし、その先では半減するかもしれません。転移性の肝がんは残りますが、Ｂ型・Ｃ型肝炎ウイルスが原因の原発性の肝がんは減少していく可能性が高いと思います。

そういう意味でも、長年放置されてきた「薬害Ｃ型肝炎」の問題は、命を預かる仕事をしている者として悲しみと憤りを覚えます。これまでの厚生労働省の対応は決してあってはならないことです。期間を限定した和解骨子案を「線引きは全員一律救済という理念に反する」ために拒否するという患者さんのお気持ちは１００％正しいと思います。

２００７年12月に入り、舛添要一厚生労働大臣から初めて謝罪があり、福田康夫首相からも、「確かに問題があったと思う。厚生労働省は命を預かる役所であるという自覚を持たなくてはならない」と、薬害肝炎に対する一連の厚生労働省の対応を陳謝する場面がありましたが、まさしく、担当者に「命を預かる役所」という認識があったら、事態を隠し続けた上、患者リストを放置するといった問題も起こらなかったことでしょう。なぜもっと早く……という思いを消すことはできません。

ウイルスが原因による肝がんの予防・治療対策が進み、明るい兆候が見えてきた一方で、B型もC型も肝炎ウイルスを持たない「非アルコール性脂肪性肝炎（NASH）」という発がんリスクを伴う新たな肝炎が若干増え始めています。アルコールを飲まないにもかかわらず、肝臓に脂肪がたまる。しかも、見た目は普通の脂肪肝なのに肝炎が潜んでいるため、脂肪肝から肝がんが発生する可能性があるのです。健康診断を受けた20％の人が脂肪肝であり、そのうちの8％の人がNASHというデータもあります。どんな場合も、「脂肪肝は大敵」。この本を手にとってくださったみなさんには、ぜひこのことを覚えておいていただきたいと思います。脂肪肝とNASHは、今後、注意していかなければならないでしょう。

ここで、治療技術のほうに目を向けてみましょう。アンタッチャブルだった肝がんの手術は、この20年で急速に進歩し手術死亡率が1％未満と少なくなり、早期がんであれば手術後の5年生存率は90％台と乳がんと同じぐらいにまで高くなりました。切れるうちに肝がんを見つけて、手術を受けた患者さんが一日も早く元気になって社会復帰されること。それが、私たちの目標であり、願いでもあります。

治療にはもうひとつ、肝移植の問題があります。

アメリカは人口3億人に対して年間6000人の患者さんに肝移植が行われているのに対し、人口1億人の日本で行われているのは年間400人程度。人口比率からすれば、本来、6000人の3分の1である2000人の患者さんに肝移植が行われてもいいところなのですが、これにはドナーの問題が関連しています。

欧米では脳死による肝移植が主流であるのに対して、日本では肝移植のほとんどすべてが生体肝移植。つまり健康な家族の肝臓を半分ほど切り取って肝臓病の人に植えるわけです。臓器移植は「光と影」の医療といわれますが、生体ドナーにメスを入れるという影の部分は、私たち外科医の心の中でも大きなジレンマです。これには、日本ではなかなか脳死が根付かないという背景があります。医学部の講義の際に、受講する100人の学生にドナーカードを持っているかどうか聞いてみると、手を挙げるのはわずか5人ほど。市民公開講座などでお話しする時も質問するのですが、カードを持っておられる方は全体の10%いるかどうかという程度です。

今は、肝がんに対する肝移植も一部は保険適応になり、肝移植の裾野が広がってきました。その一方で、日本では脳死移植と生体移植のいびつな両輪形態がつくられてしまっています。宗教や人生観などの問題でなかなかむずかしい側面もありますが、将来的に肝移植は脳死のほうへ可能な限りシフトすべきだと思います。

そして、ひとりでも多くの方に、肝臓病を克服し、元気になっていただきたいと、心から願っています。

最後に、手術は命がけですることを教えていただいた世界最高峰の外科医である恩師、幕内雅敏先生（日本赤十字社医療センター院長）に深謝いたします。患者本位の医療の大切さを教えていただいた神野大乗先生（医療法人社団創進会理事長・みつわ台総合病院長）、C型肝炎の章でご協力いただいた松岡俊一先生（社会保険横浜中央病院内科主任部長・日本大学医学部消化器肝臓内科兼任講師）、患者さんのために骨身を惜しまず３６５日働く日本大学医学部消化器外科教室員一同と、私の執筆を手助けいただいたライターの青木直美さんに感謝します。

高山忠利

1955年、東京都に生まれる。日本大学医学部消化器外科教授。1980年、日本大学医学部卒業、同大学院外科学修了。医学博士。国立がんセンター中央病院外科医長、東京大学医学部肝胆膵移植外科助教授を経て2001年から現職。1994年、世界初の肝尾状葉単独全切除(高山術式)を開発。肝臓外科医として、2000例の肝切除・肝移植を執刀。肝癌診療ガイドライン作成委員、Journal of Cancer Research and Clinical Oncology編集長。日本肝臓学会織田賞、東京都医師会賞などを受賞。

著書には『新外科学体系』(中山書店)、『肝臓外科の要点と盲点』(文光堂)など95冊、肝胆膵外科研究の英文論文358編がある。

講談社+α《プラスアルファ》新書　**383-1 B**

肝臓病《かんぞうびょう》の「常識《じょうしき》」を疑《うたが》え!

世界的権威が説く肝臓メンテナンス法

高山忠利《たかやまただとし》 ©Tadatoshi Takayama 2008

2008年 1 月20日第1刷発行
2017年10月10日第9刷発行

発行者——— **鈴木 哲**

発行所——— **株式会社 講談社**
東京都文京区音羽2-12-21 〒112-8001
電話 出版(03)5395-3522
販売(03)5395-4415
業務(03)5395-3615

デザイン——— **鈴木成一デザイン室**

カバー印刷——— **共同印刷株式会社**

印刷——— **慶昌堂印刷株式会社**

製本——— **株式会社若林製本工場**

本文データ制作——— **朝日メディアインターナショナル株式会社**

定価はカバーに表示してあります。

落丁本・乱丁本は購入書店名を明記のうえ、小社業務あてにお送りください。

送料は小社負担にてお取り替えします。

なお、この本の内容についてのお問い合わせは第一事業局企画部「+α新書」あてにお願いいたします。

本書のコピー、スキャン、デジタル化等の無断複製は著作権法上での例外を除き禁じられています。本書を代行業者等の第三者に依頼してスキャンやデジタル化することは、たとえ個人や家庭内の利用でも著作権法違反です。

Printed in Japan
ISBN978-4-06-272481-4

講談社+α新書

戦争ニュース 裏の読み方 表の読み方
保岡裕之
マスコミの表のニュースには〝真実〟はない!! 国・地域間の利害の衝突ゆえに歪む報道実態!
838円 264-1 C

トランプ遊びで子どもの知能はグングン伸びる
大野啓子
有名小学校への合格者数日本一!! 親子でトランプを楽しむ家庭から、エリートが生まれる!!
838円 265-1 C

病気をその原因から治す ホメオパシー療法入門
風邪、子供の病気から、不定愁訴、ガンまで
渡辺順二
心身に潜む病気の真因に働きかけ、ふるい落とすもう一つの西洋医療。病気案内・薬事典付き
838円 266-1 B

クラシック 名曲を生んだ恋物語
西原稔
大作曲家が創作へと駆りたてられるモチベーション!! 天才の旋律に秘められた情愛の背景!!
876円 267-1 D

トヨタの思考習慣
世界一成功するシンプルな法則
日比野省三
誰でも今日から柔らか頭になる七つの成功習慣。世界最強の企業が実践する超簡単なメソッド!!
800円 268-1 C

知らないと危ない麻酔の話
フランク・スウィーニー
瀬尾憲正 監修・訳
麻酔のリスクを回避するためにはどうすればいいのか。日本で唯一の、一般向け麻酔入門書。
876円 269-1 B

「うつ」を克服する最善の方法
抗うつ薬SSRIに頼らず生きる
生田哲
あの「コロンバイン高校銃乱射事件」は抗うつ薬の副作用だった! 生活改善でうつは治せる!!
838円 270-1 A

絶対にリバウンドしない! 抗ストレス・ダイエット
生田哲
これまでのダイエット法はなぜ、続かないのか? 薬学博士が開発した、脳にやさしいダイエット!
838円 270-2 A

セカンド就職のススメ
高野秀敏
売り手市場到来。大好きな仕事で年収二倍に!! 会社の求める五つの能力を磨き夢を摑む方法!
800円 271-1 C

鎌倉―ソウル 2328キロを歩く
定年退職、新しい自分に出会う旅
間宮武美
歩いて見つけた! 60歳から前進する生き方。徒歩の旅の装備や、街道の上手な歩き方も紹介
838円 272-1 D

生命《いのち》をみとる看護
何がどこまでできるのか
大坪洋子
終末期のケア、延命治療、一時帰宅……悔いを残さない看護の実際。現場からのメッセージ!
800円 273-1 B

表示価格はすべて本体価格(税別)です。本体価格は変更することがあります

講談社+α新書

「在日コリアン」ってなんでんねん?
朴《パク》 一《イル》
芸能界、スポーツ界、財界……日本を支える「隣人」たちはどのようにして生活しているのか!?
838円 274-1 C

「超」読解力
三上直之
読む力が誰にでも身につく大人の国語教科書! 文字情報社会を生き抜く驚異の厳選技術満載!
800円 275-1 C

中国が「反日」を捨てる日
清水美和
両国のすれ違いに潜む真実! 対立を煽る声に惑わされず、今こそ切り開け、日中の新時代を!!
876円 276-1 C

MLB《メジャーリーグ》が付けた日本人選手の値段
鈴村裕輔
城島、松坂、赤星、和田毅、岩村らの能力をズバリ査定!! こうして決まる、日本人の年俸!!
800円 277-1 C

愚かな決定を回避する方法 何故リーダーの判断ミスは起きるのか
C・モレル 横山研二 訳
熟考して下した決断が、信じられないような結果を招いてしまう要因を徹底的に解明する!
876円 278-1 C

がん治療「究極の選択」 抗がん剤を超えた丹羽療法
丹羽靭負
苦しむ抗がん剤で短期延命するのではなく、独自加工の天然制がん剤で苦しまず延命できる!
800円 279-1 B

働かずに毎年1000万円稼げる 私の「FX《外国為替保証金取引》」超活用術
野村雅道
金利10%超と為替差益のおまけで年1000万円以上稼ぐ著者が、6年実践したノウハウ公開
800円 280-1 C

大人のための3日間楽器演奏入門 誰でもバンド演奏できるプロの裏ワザ
きりばやしひろき
数多《あまた》の楽器挫折者を救済し超話題! 諦めていた「あの名曲」や「バンド」の夢、叶えます!!
800円 281-1 D

工藤公康「42歳で146km」の真実 食卓発の肉体改造
黒井克行
〝不惑〟の本格派左腕が、耐用年数を過ぎてなお進化する理由を、密着ルポにより説き明かす!
800円 282-1 B

人生がガラリ変わる! 美しい文字を書く技術
猪塚恵美子
見るだけで読むだけで美人文字が書ける!! 字が変われば毎日が楽しく生きられる術《すべ》を伝授!!
800円 283-1 C

分かりやすい図解コミュニケーション術
藤沢晃治
仕事もデートも全てうまくいく7つの「秘伝」!! 上手な図解を会得すれば人生の達人になれる!
800円 284-1 C

表示価格はすべて本体価格（税別）です。本体価格は変更することがあります

講談社+α新書

北朝鮮最終殲滅計画 ペンタゴン極秘文書が語る衝撃のシナリオ　相馬　勝
イラクを粉砕した米国軍は、すでに朝鮮半島に照準を合わせていた——一級資料を独占入手！　838円 285-1 C

釣り宿オヤジ直伝「超」実践海釣り　芳野　隆
子供から女性まで、誰でも海釣りを満喫できるための知恵を船頭歴35年の名物オヤジが伝授！　838円 286-1 D

持続力　山本　博
栄光、20年の空白、復活の銀メダル。生涯現役を貫き、歳を重ねる毎に輝きを増す男の人生哲学　800円 287-1 C

野球力 ストップウォッチで判る「伸びる人材」　小関順二
走る!!　投げる!!　反応する!!　その総合力が野球力だ。スモールベースボールの源に迫る!!　838円 288-1 D

子供の潜在能力を101%引き出すモンテッソーリ教育　佐々木信一郎
家庭でもできる究極の英才教育！　子供の興味を正しく導けば才能は全開。子供はみな天才だ　800円 289-1 C

ジャズCD必聴盤！ わが生涯の200枚　岩浪洋三
評論家生活40年を通して選び抜いた古典／スイング、モダン、ヴォーカルの〈ジャズ遺産〉!!　876円 290-1 D

男と女でこんなに違う生活習慣病　太田博明
男性の延長線上にあった女性の治療法が、最先端医療で性差が明確に!!　肥満の意味も違う!!　800円 291-1 B

あらすじでわかる中国古典「超」入門　川合章子
『西遊記』や『史記』『紅楼夢』、漢詩からゲーム世界まで概観。これ一冊で中国知ったかぶり!!　838円 292-1 C

最強のコーチング　清宮克幸
ビジネスマン必読！　早稲田ラグビーを無敵にした指導力の秘密。五年間の改革の集大成を！　800円 293-1 C

やわらか頭「江戸脳」をつくる和算ドリル　高橋　誠　金谷俊秀
江戸時代の大ベストセラー『塵劫記《じんこうき》』から、パズルと○○算と江戸雑学で脳力フィットネス!!　838円 294-1 A

ブログ進化論 なぜ人は日記を晒《さら》すのか　岡部敬史
開設者700万人目前。なぜ人気？　なぜ無料？　そろそろ知らないとヤバイ、傍観者必読の一冊！　800円 295-1 C

表示価格はすべて本体価格（税別）です。本体価格は変更することがあります

講談社＋α新書

書名	著者	内容	価格	番号
古代遺跡をめぐる18の旅	関　裕二	遺跡のちょっとした知識があれば旅の楽しみは倍加！ 歴史作家が案内する特選古代史の旅	800円	296-1 C
「死の宣告」からの生還　実録・がんサバイバー	岡本　裕	余命わずかと告知されてからも逞しく生き続けるがん患者たちに学ぶ、本当に必要な治療法！	838円	297-1 B
日本人には思いつかない「居酒屋英語」発想法	ジェフ・ギャリソン　松本　薫 編集	「エクスキューズ・ミー」なんかいらない！ 異色のガイジン教授が贈る「無礼講」英会話術	800円	298-1 C
バスで旅を創る！　路線・車両・絶景ポイントを徹底ガイド	加藤佳一	鉄道の終着駅から〝その先を歩く旅〟は、バスでしかできない醍醐味だ。私は「絶対バス主義」!!	838円	299-1 D
至福の長距離バス・自由自在　マイカーを捨てスローな旅に出よう	加藤佳一	家族ごと、仲間ごと、長距離バスに乗り目覚めれば異邦人!! 車窓の景色はワイド画面の展開	800円	299-2 D
最後の幕閣　徳川家に伝わる47人の真実	徳川宗英	一家に一冊!! お国自慢の士《サムライ》の本当の実績は!? 幕府側の視点で、明治維新を徹底的に再検証!!	876円	300-1 C
マジ切れする人 逆切れする人　サドの意地悪、マゾのグチと共生するために	矢幡　洋	キレる人たちの〝心の闇〟——誰もが知りたい現代社会の謎を解く鍵は、サド・マゾにあった！	838円	301-1 A
突破する企業「大逆転」のシナリオ	津田倫男	脱「常識」が組織を復活させた！ J&J、マリオット・ホテルなど16の事例で読む経営戦略論	800円	302-1 C
ヘタの横好き「鮎釣り」の上達法則　河原は本日も戦場なり！	矢幡弘一	サンデー釣り人の気持ちになった超指導書!! 釣れない壁をつき破る納得の極意がギッシリ!!	800円	303-1 D
人間力の磨き方	鳥越俊太郎	ニュースの主役達はなぜ彼に心を開くのか？ 回り道が培った、けして焦らない腹の据え方！	800円	304-1 C
国家の大義　世界が賞賛したこの国のかたち	前野　徹	石原慎太郎氏、中西輝政氏が激賞する日本論！ 伝統と誇りを取り戻せば、日本は再び輝く!!	743円	305-1 C

表示価格はすべて本体価格（税別）です。本体価格は変更することがあります

講談社+α新書

図解 50歳からの頭がよくなる「体験的」勉強法　高島徹治
53歳から80余の資格試験に合格した体験的勉強法。誰でもすぐ真似できる目からウロコの極意
800円 306-1 C

世界遺産 いま明らかになる7つの謎　「探検ロマン世界遺産」取材班
水、女、食、権力、悲劇……。厳選二十四ヵ所の仰天トリビアを超人気番組スタッフが説く！
838円 307-1 C

最高の医療をうけるための患者学　上野直人
日野原重明氏推薦「米国一のがん専門病院で働く日本人医師の上手な医療の受け方の解説書」
800円 308-1 B

太平洋戦争 忘れじの戦跡を歩く　戦跡保存会 編
戦後六十余年が経っても歴史は風化せず!! 今こそ国内の激戦地を偲び、体験の重さを知る!!
838円 309-1 C

縮めて縮めて関節痛をなおす 自分でできる「関節ニュートラル整体」の極意　及川雅登
痛みの原因は誰も気づかない関節の「あそび」不足 30年の治療経験から考案した驚異の痛み解消法
800円 310-1 B

「てれんこ走り」健康法 実践・スポーツトレーナーの脂肪燃焼記録　比佐仁
自らの生活習慣病を克服するために開発した、ゆっくり走って大汗をかく〝余分な脂肪〟燃焼法
800円 311-1 B

日本料理の真髄　阿部孤柳
世界一繊細な舌を持つ日本人よ、自国の料理に自信を持て！ 食の最高権威が今明かす真髄!!
838円 312-1 B

総理大臣の器　三反園訓
小泉劇場のパフォーマンスにはもう飽きた!! 新しい役者、強烈なリーダーが今こそ欲しい!!
838円 313-1 C

あなたの知らない妻がいる 熟年離婚にあわないために　狭間恵三子
団塊世代の友達夫婦に、実は最も気持ちの「くい違い」がある。多くの実例とともに検証！
800円 314-1 C

「勝ち馬」統計学 史上最高配当を当てた理論　宮田比呂志
GⅠの勝率7割、スポニチで大評判の大穴師！ 馬ではなく、「馬番」を見て買う必勝馬券術!!
800円 315-1 C

世界最速！「英語脳」の育て方 日本語からはじめる僕の英語独習法　中野健史
日本人の英語の悩みを一気に解消！ 頭脳に英語がみるみる染みこんでくる速効上達勉強法!!
800円 316-1 C

表示価格はすべて本体価格（税別）です。本体価格は変更することがあります

講談社+α新書

あなたの「言い分」はなぜ通らないか	中島孝志	一生懸命話しても通じないのはワケがある。独りよがりな正しさに酔う困った隣人への対処術	800円	317-1 C
日本一おいしい米の秘密	大坪研一＋食味研究会	安い米だって味は決して負けてはいない!! お米博士が科学的に解明した人気米の美味の謎!!	800円	318-1 B
スローセックス実践入門 真実の愛を育むために	アダム徳永	人気セラピストが贈る、本当の愛と性。画期的アダム理論で至福と悦びに満ちた最高の人生を	800円	319-1 B
妻を愛する技術 スローセックスから日常の会話まで	アダム徳永	本当の幸せとは？ 最高の人生とは？ ベストセラー『スローセックス』の著者が男性に問う！	800円	319-2 B
いま始める クラシック通への10の扉	山本一太	交響曲からオペラまで、オムニバス盤CDを卒業した人のための初級の知識でわかる中級講座	876円	320-1 D
スーパー鉄道模型 わが生涯道楽	原信太郎	夢の鉄道模型王国、シャングリラ鉄道を自宅と敷地内に設立!! 世界一のコレクターの世界!!	838円	321-1 D
人はなぜ危険に近づくのか	広瀬弘忠	災害心理学の第一人者が詳細分析！ 命の危険もいとわない自発的リスクを選ぶ人間の「特性」	800円	322-1 A
「準」ひきこ森《もり》 人はなぜ孤立してしまうのか？	樋口康彦	孤独すぎる。周囲が気づいた時はもう遅い！ ネット騒然のコミュニケーション不全新理論！	743円	323-1 A
安心して住める ネズミのいない家	谷川力	獣医学博士で駆除技術の第一人者が徹底解説。激増するネズミとの戦いに終止符が打てる本！	800円	324-1 D
知られざる水の「超」能力 新しい「科学的」水の飲み方入門	藤田紘一郎	水に勝る特効薬なし！ 美容も健康も長寿も！ 水のソムリエが正しい選び方、飲み方を伝授!!	838円	325-1 B
「品格」の磨き方	山﨑武也	あの人の所作はなぜ美しい？ 茶道・武士道に隠された日本人の知恵。誇りある生き方を指南！	800円	326-1 A

表示価格はすべて本体価格（税別）です。本体価格は変更することがあります

講談社+α新書

心を癒す「漢詩」の味わい　八木章好
初心者に理解しやすく、愛好者にも新しい鑑賞法のヒントに！　李白、杜甫、陶淵明らの妙趣
876円　327-1　C

心の「ツボ」に効く漢詩・漢文　八木章好
品格や美徳を失いかけている日本人に捧げる！「疲れた心をマッサージする」古典の名句・名言
800円　327-2　C

ワインと洋酒を深く識る　酒のコトバ171　堀賢一　土屋守　福西英三　「世界の名酒事典」編集部編
超入門から最先端のトレンドまで、気になる酒のコトバを酒界を代表する三氏が、徹底解説！
876円　328-1　D

社会人のための「本当の自分」づくり　榎本博明
人生とは、自分を主人公とした物語。面白くするのは自分だ。役立つチェックシート付き！
800円　329-1　A

「体重2キロ減」で脱出できるメタボリックシンドローム　栗原毅
中高年はもちろん、若いOL、小学生も巻き込む新・国民病も「ちょいキツ」努力で治せる！
800円　330-1　B

ウェブ汚染社会　尾木直樹
ネットの毒からわが子を守る対策と、ITツールの有効活用で生まれる新たな可能性を探る！
800円　331-1　C

とらえどころのない中国人のとらえかた　現代北京生活事情　宮岸雄介
住んでみて初めてわかった彼らの素顔と本音。56もの民族が共存する万華鏡国家を読み解く！
838円　332-1　C

その「家」の本当の値段　あなたが払うお金は、住宅の価値に見合っていますか？　釜口浩一
これだけは教えたくなかった価格査定の秘密！　納得してマイホームを手に入れるための必読本
800円　333-1　D

東大理Ⅲ生の「人を巻き込む」能力の磨き方　石井大地
確実に相手の心をとらえて結果を出す攻めのコミュニケーション。恋愛にプレゼンに使えるゼ!!
743円　334-1　C

奇跡のホルモン「アディポネクチン」　メタボリックシンドローム、がんも撃退する！　岡部正
命にかかわるやっかいな病気の特効薬は、なんと、私たちの体の中にあるホルモンだった!!
800円　335-1　B

カイシャ英語　取引先を「Mr.」と呼んだら商談が破談？　ディビッド・セイン
社会人必携!!　日本語で学ぶ英語マナーブック。TPO別!!　仕事の英語と欧米文化がわかる！
800円　336-1　C

表示価格はすべて本体価格（税別）です。本体価格は変更することがあります

講談社＋α新書

「70歳生涯現役」私の習慣　東畑朝子
未知の70代、80代を元気で送るキホンのキ！　簡単な習慣を続けることで美味しく楽しく！
800円 337-1 A

私塾で世直し！　実践！「イジメ」「不登校」から子供を救った闘いの記録　河野敏久
"熱血教師"だった筆者は、学校に失望して塾を開き、「いじめも差別もない」真の教育を目指した！
800円 338-1 C

日本の地名遺産「難読・おもしろ・謎解き」探訪記51　今尾恵介
地名は歴史のタイムカプセル！　ナゾの地名、ヘンな地名を訪ね歩き、隠された物語を発見!!
876円 339-1 D

仕事のできる人の話し方　工藤アリサ
IQは不要、人生を決めるのはあなたの言葉!!　八万人のデータが示す成功法則と会話の実例を。
800円 340-1 C

下流にならない生き方　格差社会の絶対幸福論　真壁昭夫
百人百通りの解釈が成り立つ「格差論議」の不毛を一刀両断。実務派経済学者の提言・直言！
800円 341-1 C

あなたも狙われる「見えないテロ」の恐怖　NBCR対策推進機構
N（核）B（生物）C（化学）R（放射能）兵器による「21世紀型テロ」が日本を襲ってくる
800円 342-1 C

悪女たちの残酷史　岳真也
淫蕩、凶暴、冷血。女は誰でも突然、変身する!!　古今東西の悪女ベスト20を4つのタイプに分類。
838円 343-1 C

人が集まる！　行列ができる！　講座、イベントの作り方　牟田静香
応募殺到のヒット講座を連発するカリスマ担当がノウハウ公開！　胸に響く言葉で人を呼べ！
800円 344-1 C

古戦場　敗者の道を歩く　下川裕治 著・編　『週刊ビジュアル 日本の合戦』編集部 編
源平、戦国、幕末と38の合戦の流れを追いながら史跡を訪ねる。地図と写真入り、歩く合戦史
800円 345-1 C

「看板英語」スピードラーニング　大森洋子
短くて覚えやすい。簡単で面白い！　街なかで見かける看板やラベルで、気軽に楽しく英会話
800円 346-1 C

日本史偉人「健康長寿法」　森村宗冬
歴史が物語る超健康の秘訣を、科学的に証明！　長寿の偉人ベスト30に学ぶ誰でもできる健康術
800円 347-1 C

表示価格はすべて本体価格（税別）です。本体価格は変更することがあります

講談社＋α新書

大手私鉄なつかしの名車両をたずねる旅 夜行列車でローカル線へ
松尾定行
東急〝青がえる〟は熊本へ、美電京王5000系は琴平へ。「あの頃の電車と私」に再会する旅!!
838円 348-1 D

ゴルフ 巧くなる人ならない人
江連忠
格好よくやりませんか!! ゴルフも品格が大切です。ゴルフ上達と人生はよく似ているんです
800円 349-1 D

「現代病」ドライマウスを治す
斎藤一郎
クッキーが食べづらい、ペットボトルが手放せない、舌が切れた。「唾液」の異変を疑おう!
800円 350-1 D

花の都パリ「外交赤書」
篠原孝
官僚機構の内側でしか見えない代議士先生や、お役人方のトホホな実態。パリの風物も満載!
800円 351-1 C

「No《ノー》」は言わない! ナンバー1ホテルの「感動サービス」革命
林田正光
リッツ・カールトンの人気の秘密! 伝説のホテルマンが明かす「ホスピタリティ」の神髄!!
800円 352-1 C

他人《ひと》の力を借りていいんだよ 「縁生《えにし》」で生きなおす仏教の知恵
大下大圓
引きこもり、ニート、家庭不和から末期がん患者まで、悩める老若男女がすがる住職の金言!
838円 353-1 A

意外とこわい睡眠時無呼吸症候群
成井浩司
たかがいびきと侮ることなかれ! 自覚なき病気の本当の恐怖と実体が、今ここに明かされる!
800円 354-1 B

国家情報戦略
佐藤優
高永喆
北朝鮮の工作は陸軍中野学校のコピーだった!? 情報の第一人者と超大物スパイの諜報大戦争!!
800円 355-1 C

正面を向いた鳥の絵が描けますか?
山口真美
私だけうまく描けないのはいったい何故? 絵は心の世界。視覚と脳の不思議な関係を探る
800円 356-1 C

70代三人娘、元気の秘訣
俵萠子
吉武輝子
樋口恵子
70代でも夢と希望を持って生きている三人! NHKで放映されて大人気。旬はこれから!
781円 357-1 A

一度も植民地になったことがない日本
デュラン・れい子
ヨーロッパでは9・11テロをカミカゼと呼ぶ。なぜか? フツー目線の赤裸々な日本人評満載
838円 358-1 C

表示価格はすべて本体価格(税別)です。本体価格は変更することがあります

講談社＋α新書

食養生読本 中国三千年奶奶《ナイナイ》の知恵
パン・ウェイ
中国に伝わる「医食同源」の考え方にそって、季節ごとに何をどう食べたら健康になるか紹介
800円 359-1 B

蚊が脳梗塞を治す！ 昆虫能力の驚異
長島孝行
医・衣・食・住、これからの人類、地球は昆虫の力が守ってくれる。目からウロコの驚異の世界！
800円 360-1 C

自分のDNA気質を知れば人生が科学的に変わる
宗像恒次
新発見！　遺伝子に裏づけされた「本当の自分」を見つけることで真の幸福を手に入れられる！
800円 361-1 A

金持ちいじめは国を滅ぼす
三原淳雄
「金持ち優遇はけしからん」は正しいのか!? 経済のご意見番が、ノー天気ニッポン人に活!!
800円 362-1 C

時代劇の色気
島野功緒
水戸黄門、大奥、忠臣蔵、鬼平、新撰組。時代劇の王道をエピソードたっぷりに斬りまくる！
800円 363-1 D

なぜ若者は「半径1m以内」で生活したがるのか？
岸本裕紀子
コンビニ、ケータイで完結する若者と、これからの競争社会はどんな化学反応を起こすのか？
800円 364-1 C

朝、出勤前に月30万円稼ぐ！「商品トレード」超投資術
福永晶
あのジム・ロジャーズが推奨する商品トレードでサラリーマンが大儲け。驚異のノウハウ公開
800円 366-1 C

自治体倒産時代
樺嶋秀吉
北海道夕張市では人工透析すら受けられない。住民の命も奪いかねない財政破綻が連発する！
800円 367-1 C

医療的育毛革命
佐藤明男
飲む育毛剤で男性型脱毛症の99%が改善！　五千人の治験者が実証した最前線治療を詳細に解説
800円 368-1 B

浮動票の時代
長島一由
最新の選挙必勝戦術とは？　最強の政治改革術とは？　そして今、有権者はどう行動すべきか
800円 369-1 C

家計崩壊 「見えないインフレ」時代を生きる知恵
深野康彦
40代以下は誰も金利・物価上昇の怖さを知らない。食卓を直撃した一斉値上げに隠された真実
800円 370-1 C

表示価格はすべて本体価格（税別）です。本体価格は変更することがあります

講談社＋α新書

書名	著者	内容	価格	番号
理不尽な気象	森田正光	観測史上最高気温を記録した猛暑、平安時代以来の暖冬……地球温暖化との関係を詳細解説！	800円	371-1 C
江戸秘伝　職養道のすすめ	佐藤六龍	儲けるためなら手段を選ばず、嘘やハッタリも駆使する過激なビジネス指南書を本邦初公開！	800円	372-1 C
夫婦って何？「おふたり様」の老後	三田誠広	居間で一日中ゴロゴロして食事を待つ夫は妻を絶望に追いやる。あと20年幸福に暮らす知恵！	800円	373-1 A
長男・長女はなぜ神経質でアレルギーなのか	逢坂文夫	母親の体内の化学物質が第一子の性質を作る！マンション・住宅業界が騒然となること必至!!	800円	374-1 B
生命保険の「罠」	後田亨	保険の宣伝コピーはどこまで信じられる……!? 元大手生保の営業マンが業界の裏側を大告白！	800円	375-1 C
犬は自分で生き方を決められない	Deco	「犬は一生3歳児」「かかるお金は200万円」知っていそうで知らない犬の新常識・新マナー	800円	376-1 C
「強い心」を作る技術	岡本正善	メンタルトレーニングの第一人者が、逆境に負けないタフな心を磨く極意を親子に実践伝授！	800円	377-1 C
武道vs.物理学	保江邦夫	三船久蔵十段の「空気投げ」からグレイシー柔術の隠し技まで武道の奥義に科学のメスを入れる	800円	378-1 C
腸内リセット健康法	松生恒夫	大腸ガン、便秘、メタボリック、アレルギーに克《か》つ！　1週間でできる「健康な腸」づくり!!	800円	379-1 B
京都・同和「裏」行政　現役市会議員が見た「虚構」と「真実」	村山祥栄	終結したはずの同和事業の闇に敢然と立ち向かった若手市議がタブーの現場で見た実態とは？	800円	380-1 C
江戸の歴史は大正時代にねじ曲げられた　サムライと庶民365日の真実	古川愛哲	時代劇で見る江戸の町と暮らしは嘘ばっかり!! 武士も町人も不倫三昧、斬捨御免も金で解決！	800円	381-1 C

表示価格はすべて本体価格（税別）です。本体価格は変更することがあります